U0918605

心理咨询丛书 顾问委员会

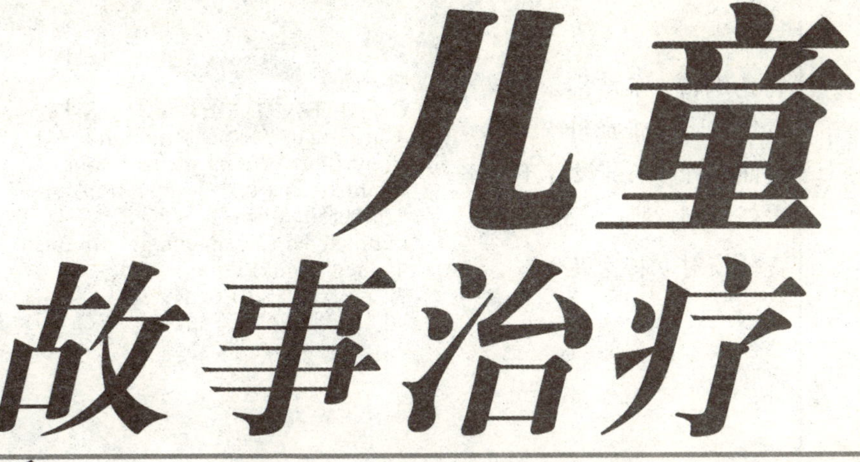

儿童故事治疗

of Mice and Metaphors

Therapeutic Storytelling With Children

（美） 杰洛德 · 布兰岱尔　著

林瑞堂　译

STORY

四川大学出版社

特约编辑 / 陈　华
责任编辑 /张晓舟
封面设计 /米茄设计工作室
责任印制 /曹　琳
责任校对 /朱兰双

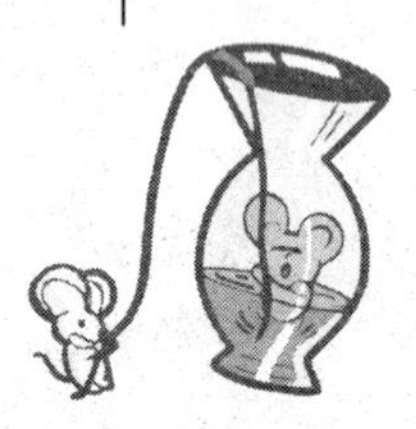

图书在版编目（CIP）数据

儿童故事治疗/（美）布兰岱尔著；林瑞堂译. 一成都：四川大学出版社，2005.10（2011.10重印）

ISBN 978-7-5614-3274-7

Ⅰ.儿… Ⅱ.①布…②林… Ⅲ.儿童-精神障碍-治疗 Ⅳ.R749.94

中国版本图书馆CIP数据核字（2005）第124127号

心理咨询系列丛书（教育辅导系列）

作　　者　杰洛德・布兰岱尔 著
出　　版　四川大学出版社
地　　址　成都市一环路南一段24号（610065）
发　　行　四川大学出版社
书　　号　ISBN 978-7-5614-3274-7
印　　刷　郫县犀浦印刷厂
成品尺寸　170mm×220mm
印　　张　12.25
字　　数　117千字
版　　次　2005年10月第1版
印　　次　2016年7月第4次
定　　价　25.00元

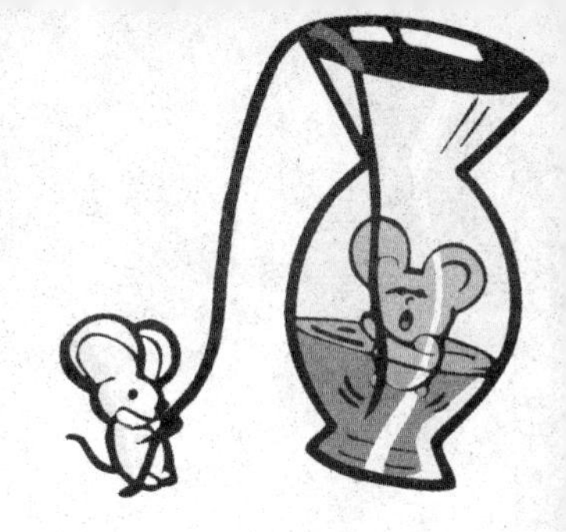

目录

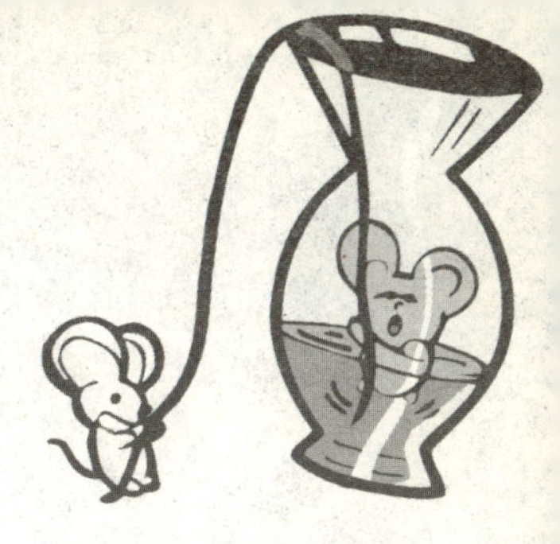

作者序

童年已经失落的语言

从前，有一只猫，它住在一条失落的巷子里，孤孤单单……

我在一次治疗的过程中，听到了这样一个故事的开头。那次治疗发生在20世纪70年代中期，之后，我就深深着迷于儿童所拥有的高度创造力，以及他们透过充满想象力的故事来叙述自我生命的能力。他们的故事都带有高度的个人色彩，充满戏剧张力。这些故事富含动力的意义、重要的主题与冲突，更代表着儿童试图要解决问题且适应环境的努力。弗洛伊德曾经说过，梦是“通往潜意识的康庄大道”，而同样的，儿童所创造的故事也为听众提供了可贵的契机，让他们进入成年人不得其门而入的童年领域。

实际上，儿童的故事代表其内在心理活动的某个层面，那是多数成人都逐渐陌生的表达方式。我在此所援引的是精神分析所说的“原始历程” (primary process) 与“次级历程” (secondary process) 概念。虽然应如何将这

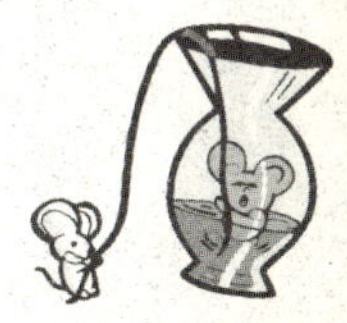

些概念运用在个别的心理现象分析中仍有许多争议，但是这些概念仍然相当有效，而且与我们这类帮助儿童的事业有相当独特且关键的关系。原始历程实际上就是童年已失落的语言，是游戏与想象的语言，也是充满创意、活动与冲动的语言。这就是我所定义的“老鼠与隐喻的语言”，它来自于自然，与心理活动的潜意识层次有密切的关系，并且受“唯乐原则”(the pleasure principle)主宰。

随着年龄增长，我们逐渐进入不同的阶段，这个阶段所重视的乃是逻辑、秩序，以及语言表达中种种句法及语意的规则。这类成人的语言就是所谓的次级历程，代表了某种程度的妥协。也就是说，为了能够在成人世界中生存，我们必须放弃童年潜意识、自发性的表达方式，至少也要对它大幅度地修改。若非如此，我们很难与他人做有意义的沟通，也无法读懂早报的新闻，而诸如将磁盘片插进计算机磁盘驱动器这种生活琐事也就很难达成。

尽管如此，在儿童达到一定年龄之前，我们都不应该要求他们放弃或修改自己原始历程的思考方式。事实上，有位著名的儿童发展学家(Elkind，1989)就明白地警告过家长，不应该过度强迫发展中的儿童在学习、社交及其他方面有超龄的表现。然而，由于我们是如此孜孜不倦地让儿童准备好面对成人世界的挑战，不但常常对于这类警告充耳不闻，甚至提高对儿童的要求，想对他们的功课甚至游戏都加以管理且指导。我们如此执意地给他们最好的机会，以致于常常忘记儿童也需要隐私，需要没有太多外在监控的“谈话场域”(Spielraum)，让他们能够发展自己的个人故事及潜能。也许我们再也不能流利地使用儿童发乎原始历程的语言，但是我们仍必须保持谨慎，随时提醒自己，别要求儿童过早离开这个领域。

有人说过，儿童是天生的说故事高手。他们绝对喜欢听故事，至少就我自己的问诊经验判断，他们也常从自创的故事中获得乐趣。当然，任何儿童治疗的方式都不能保证绝对成功，同一种治疗方式也不见得对多数儿童都有相同的效果，甚至同一位儿童在治疗的不同阶段，对同样的治疗方式都可能会有不同的反应。说故事（storytelling）也不例外，不过，如果它能发生效果，确实会成为孩子叙述自我生命的绝佳工具。由于在这个时代里，无论公、私领域或者消费大众，都期望问题会有快速的解答，所以我们很难敦促大众认真地倾听儿童所要说的话。身为儿童心理治疗师，我们知道，治疗过程的沟通有自己的生命与节奏，也就是说，儿童说的故事会以自己的方式与步调进行与发展。因此，想象的故事不但让我们有机会沉浸在儿童的幻想世界，更为我们展开一场流畅的、永恒的治疗对话。

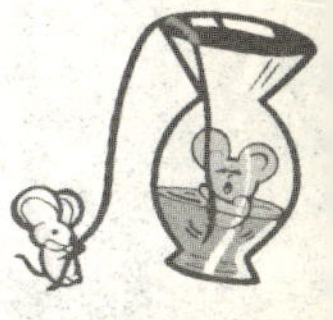

导读

不只是故事

陈质采

说故事及听故事是童年很自然的文化活动。学者Jerome Bruner 认为："我们用故事来认识人文的世界。"Michael White 等人也以为："人因为把自己的经验说成故事因而赋予了自己的生活和关系意义；并且，因为在实行这些故事时与他人互动，积极地塑造了自己的生活与关系。"透过故事，人们在生活中有了了然于心的顿悟。透过故事，也带来了孩子的欢乐与教育。

在生活中，若能仔细观察与聆听，我们可以看到孩子不经意流露的期待与心声。有一次，与孩子聊起他们的颁奖典礼，由于当天有门诊，无法临时调动或找到代职的医师。我告诉孩子我的困难，并告诉他们如果能像卡通或小说的情节，变个替身就太好了。两个孩子突然很认真，异口同声的告诉我："那替身又不会看病怎么办?"虽然是随便胡诌，孩子的期待却了然地写在脸上。或许这就是与孩子"说故事"最令人着迷的地方。

从什么时候儿童心理治疗专业人员开始有系统的把故事应用在人们身上呢？1961年美国人Samuel Crothers 发明

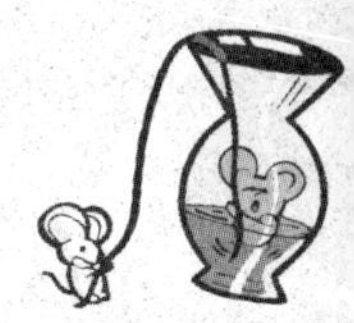

了“读书治疗” (bibliotherapy)。而在1500年前北朝齐明帝也常倚重道士严智明读经治疗失眠。但迟至20世纪末，儿童心理治疗专业人员才比较有系统的把故事素材大量的应用在儿童身上。就如同儿童心理治疗专业人员藉游戏为手段帮助儿童发抒情绪的困境，以“说故事”做为媒介，借助精神分析的架构，专业人员找到了与孩子做心理治疗的着力点；故事提供了一个安全探索的心灵角落，因为所有的不安借助这样的形式，才得以重构或遗留在治疗室的空间。以这样的“说故事”方式和孩子一起工作，在流动的、自由联想的原始历程与由秩序井然、意识与逻辑句法所构成的次级历程的思考与沟通方式中，作者布兰岱尔博士 (Jerrold R.Brandell) 其实是个中的佼佼者。这位Wayne State大学社会工作系的教授擅长儿童与青少年精神分析治疗，有丰富的临床经验，也是社会工作系临床精神分析季刊 (clinical quarterly Psychoanalytic Social Work) 的编辑。

这本他近期的作品仍然维持他一贯条理分明的叙事风格，作者清楚的阐述故事媒介与治疗间错综复杂的关系。当然严谨的精神分析背景也使得作者可以清楚的看到个案的关系与心理动力状态，比如在西恩的案例中，由于专业的疏忽以及母亲拒绝承认，让这个严重的病症整整六个星期都没有被诊断出来。与此同时西恩的母亲从哺乳所感到的挫败进一步衍生出对自己扮演母职的无能的深沉自我谴责，这样的感受当然会反映在往后的母亲与婴儿的关系里。我们或许可以毫不过分地设想，他们早期的痛苦经验成为一种样版，让所有后来的事件都在无意识中重复地透过这个样版而被经验……所以，儿童心理治疗专业人员如何借助知识，帮助父母学习温暖而关怀性的亲子互动模式，在早年的养育生活中可以共享在一起的美好时光，是专业人员协助父母及孩子很重要的一环。

本文作者现任中国台北市立妇幼综合医院儿童心智科主任

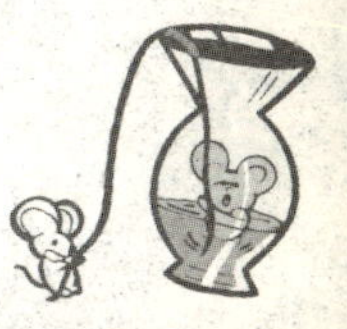

第一章

故事和互动说故事

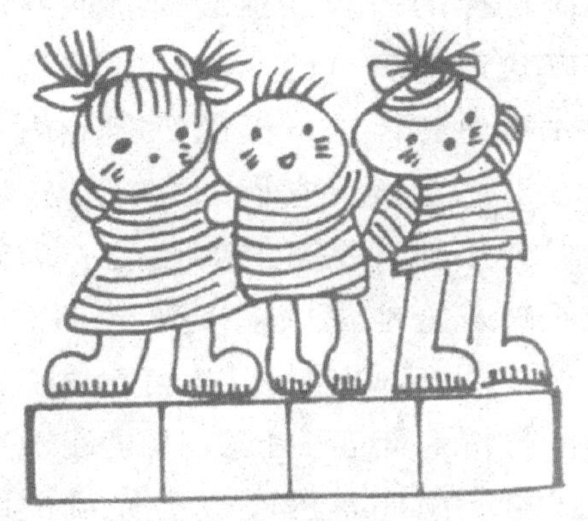

1

针对儿童、青少年及成人的心理治疗方式之间有明确的差异存在，而这样的差异往往会对我们在心理现象过程中设计的治疗方式造成多重的影响。普遍说来，只有极少数的青少年或儿童愿意讨论自己的欲望或内心挣扎，大部分的青少年根本不愿意接受它们的存在。正因如此，极大部分的儿童与青少年都不是自愿要接受心理治疗的，他们常常是被父母软硬兼施地强拉来接受治疗。更有甚者，儿童与青少年正处于对于成年病患而言已成历史的处境里。也就是说，儿童与青少年正身历其境地处理这些冲突与危机，它们对于成年病患而言已经成为或可记取、或已潜藏的回忆。儿童与青少年仍然以各种独特的方式与父母及兄弟姊妹进行沟通，但是对多数成人而言，如今儿童、青少年独特的沟通方式往往仅存于想像的层次。

除了我们将会讨论到的这些差异之外，另外一个根本的差异在于：针对这三大类不同的当事人，我们必须采用不同的治疗技术。儿童不像青少年或是成人，往往还不能掌握语言沟通或者次级历程的思考方式，所以成人完全诉诸语言文字的沟通方式不太可能在他们身上使用（Lieberman，1983）。正因如此，我们常使用治疗游戏、角色扮演、玩偶、粘土、绘画及其他游戏的技巧，或者用这些游戏来配合我们所诱发的故事，而儿童所叙述的故事则包含了直接的言语对话，或是诉诸于隐喻的沟通。

儿童的故事：相关文献概述

自从本世纪初前20年以来，在以处理精神动力导向的儿童治疗当中，各种形式的故事与孩子说的故事就扮演着重要的角色；尽管如此，在检视早期儿童心理治疗的文献之后，我们却发现，只有在少数的案例中，说故事会被独立且有系统地运用，而不仰赖其他的心理治疗技术。虽然在19世纪60年代前期，大量地运用故事与说故事的技术并不常出现在相关文献之中，但是学者很早就发现故事在治疗与评估中所具有的重要价值。的确，将近一世纪之前，儿童精神分析的领航者哈格海默（H.von Hug-Hellmuth，1913，1921；Gardner，1993）就指出，儿童投射性的故事及其他幻想游戏为儿童分析师提供了相当重要的心理活动信息，帮助他们发掘儿童所特有的冲突与适应。在早期的临床医师中，康恩（J.Conn，1939，1941，1948）与所罗门（J.Solomon，1938，1940，1951）首先尝试将儿童的故事作为投射的媒介及治疗的技术，而两人的早期贡献也都记载在这些文献当中（Gardner，1993）。

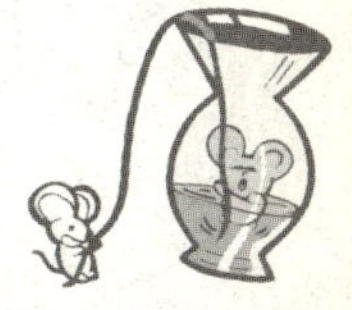

在1936年的一份研究报告中，露忆丝·戴斯柏 (Louise Despert) 与她的同事波特 (H.W.Potter) 评估了故事运用于研究儿童精神疾病的价值。他们的研究对象是22位住院的儿童，年龄从4岁到13岁不等。尽管研究缺乏精密的方法学基础，但是戴斯柏与波特仍能够基于他们所收集的印象式证据提出了几个结论：

· 故事是透过语言而呈现的幻想，让儿童能够表达他们的内在“驱力” (drive) 与冲突。

· 重复出现的主题往往指出儿童主要的关心与冲突，而这些主题可以被其他的临床证据 (比如梦境) 所证实。

· 故事主要表达的是焦虑感、罪恶感、梦想实现，以及侵略的态度。

· 如果儿童能够决定自己要说什么故事、怎么说，那么故事的使用最有价值。

· 故事可以当作治疗及评估的工具。

儿童治疗师常常配合其他治疗的媒介与活动来诱发儿童的想像，包括傀儡戏 (Bender and Woltmann，1936；Hawkey，1951；Woltmann，1940，1951)、手指画 (Arlow and Kadis，1946)、素描与水彩画 (Rambert，1949)、扮装演戏 (Marcus，1966)、粘土捏塑 (Woltmann，1950) 等等。此外，玩偶游戏 (Millar，1974) 提供了故事与幻想丰富的泉源。

包括龚朵 (L.Gondor，1957) 在内的几位学者认为，儿童应该要依照自己的意愿选择以何种形式表达自己的幻想，所以治疗师需要凭借着智能来启发且协助儿童，让他们找到最好的方式表达这些幻想。龚朵借由一个临床的案例来表现这个过程：一个年仅10岁、性格退缩的儿童，无法与他人进行直接的语言沟通，却能够透过故事向治疗师表达自己的想法。

事实上，大多数儿童心理治疗所使用的技术都希望诱发的除了故事之外还有幻想。可想而知，“克莱恩游戏治疗学派”（Kleinian school of play therapy）的当代倡导者会反对这样一个要求儿童诉说自发性故事的技术。他们说，这个技术将无谓的结构强加于潜意识的信息流动，并且将儿童的表达限制在语言沟通的层次。然而，就现象本身而言，我们也许可以说，这类故事在组织过程的中间位置，“一边是流动的、非常理想化的原始历程活动——自由联想；而另一边是秩序井然，由意识与逻辑句法所构成的次级历程的思考与沟通方式”（Kritzberg，1975，第92页）。也就是说，自发性的故事或许受限于语言表达的层次，但是就像其他游戏技巧一样，提供了合理的机会以直接了解儿童的幻想世界。我们甚至可以这么说，透过故事的形式来表达这些幻想可能会强化动力的沟通，而不会冲淡、遮掩或是扭曲这些幻想。在一份对“儿童透过语言来表达幻想”的经典研究之中，学者将诱发自创性的沟通比拟为诱发“实时的梦境”（Pitcher and Prelinger，1963）。

有时候，说故事与故事的材料也会含括在儿童心理治疗的高度特殊化程序中，其中一种程序是“心理剧”

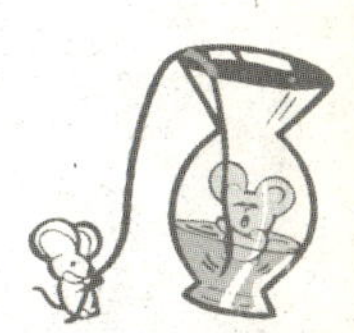

(psychodrama)，也就是让儿童扮演源自社会生活的戏剧角色，借此让他们对自己的行为有所了解，使他们能够学会更恰当的角色扮演，以面对不同人际状况的挑战(Dreikurs，1975；Starr，1977)。另外一种程序是“儿童心理分析之结构性游戏治疗”(Kritzberg，1971，1975)，这个方式将外在刺激所引发的说故事行为(相对于自发性的说故事行为)与两种治疗游戏结合起来：第一种游戏(TISKIT，治疗式想像说故事工具箱)是为仍不会使用语言的儿童设计的，借由人像式的物品来进行；第二种游戏(TASKIT，“说个故事”工具箱)是为学龄中的儿童所设计的，藉由单字卡片来进行。“交互说故事技巧”(mutual storytelling technique)原来是治疗师与病患共同叙述故事的程序(Gardner，1977)，也是最早将儿童自发性的故事正式且有系统地运用于临床治疗的技巧，而最近的研究更将这个技巧与多种卡片与棋盘游戏结合(Gardner，1993)。“创意角色扮演技术”(creative characters technique)(Brooks，1981，1993)是一项有趣的综合技术，结合了克力兹伯(Kritzberg)的结构性游戏治疗以及贾德纳(Gardner)的“交互说故事技巧”；这个治疗方式较为强调合作，非常重视认知技巧与多种“自我功能”(ego functions)，包括处理内心焦虑以及促进对自我的掌控与能力。

有些学者也发现，治疗师与儿童共同参与创造故事的过程对治疗有相当的助益。其中一个例子是李伯维兹(J.Liebowitz，1972)。他研究了一位有严重心理问题的7岁儿童，发现病童说的故事主要是想维系与治疗师的关系，而不是做直接的沟通。这位病童的故事没有情节或意义，只有一些彼此没有明显关系的角色。治疗师广泛利用玩偶与视觉材料来辅助这位病童的治疗工作，而且他本人也直接参与，或者适度修改病童自发性的故事，或者在其中添加材料。罗伯森与巴佛 (M.Robertson & F.Barford，1970) 的研究发现，对于发生慢性呼吸系统疾病而必须住院的儿童而言，治疗师对儿童所叙述的故事对于治疗相当有助益。治疗师每天都对儿童说故事，而这些故事不只包括儿童对于自己在医院生活的看法，更加入了治疗团队的观点。学者相信，这位病童所听到的故事最终会帮助他做好准备，让他适应“医院之外的心理与生理生活”，让他能够拿掉口罩并且出院 (1970，第106页)。其他的学者也针对互动说故事提供了补充修正及实际运用的报告 (例如 Claman，1980；Gabel，1984；Kestenbaum，1985；David，1986；Lawson，1987)。

何谓互动说故事

有史以来，几乎在每个文化传统之中，我们都可以见到不同的世代通过寓言、神话与传说来传递重要的价值与伦理观念，这更让我们确信说故事是跟儿童沟通的有效方式。发展心理学也告诉我们，儿童从小开始就通过“他们所使用的符号来理解、建构、改变且描述自己的经验”，并借此体验自我。而他们创作的故事也可以做为“最根本

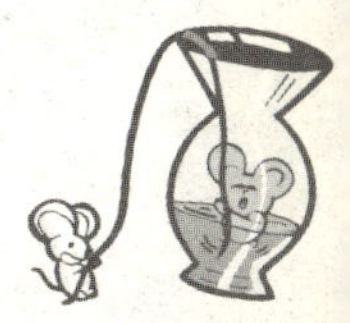

的象征历程”来思考并描述他们的经验（Engel，999，第185页）。

“互动说故事”（reciprocal storytelling）是一种特别的设计，用来诱发儿童说出自己创作的或自发性的故事，并且利用儿童心理分析响应其故事，以进行治疗。相较于成人病患的梦境与自由联想，儿童的故事与幻想结构的确较不会受到抑制或扭曲，而它们的动力意义也较不会被掩盖或改变。自发性的故事本质是投射性的，让儿童有机会能够透过不受意识左右的隐喻，“安全”地表达病态的希望、恐惧与防御机制。这些故事的创作并没有受到治疗师特别的指导，也没有受到传统说故事技巧的影响，正因如此，相较于搭配独特游戏材料或治疗师提供主题所创作的故事，自发性的故事更忠实地重现儿童的关怀、冲突与问题解决方式。

互动说故事要儿童借由虚构的角色想像一个故事。这个故事必须出于原创，必须要有开头、某些发展，还有结尾；有时候故事可以搭配道德结论，但是这并非必备条件。接着，治疗师辨认出故事的动力意义，并且使用故事中的隐喻来建构带有治疗目的的响应。响应的故事会提供一个较为健康、较不带有冲突的问题解决方式，以取代儿童原来充满冲突的故事版本（Gardner，1993）。

互动说故事最明显的优点就是建构病人与治疗师沟通对话的方式。凝重的气氛会殃及治疗的过程，也会损害心理动力治疗的基本目的，但是说故事活动却不会造成这样的氛围，因此让治疗师更能够理解并且解读原始历程中重要的信息；同时，这些故事也让治疗师能够自然而不做作地提供响应。正因如此，互动说故事的程序会建立互为主体的沟通对话，并且持续到疗程结束。它是儿童治疗师难以抗拒的有效治疗工具。

互动说故事在什么时机、对哪种当事人最能发挥功效

说故事的程序可以选择性地运用在最小3岁，最大15岁的儿童身上，但是最有效率的年龄层似乎是在学龄到青春期 (大约在5岁到12岁之间)。在所有故事治疗之中，互动说故事对于许多童年问题与情绪失衡都有相当的疗效。包括沮丧、恐惧症、焦虑症、妄想性强迫症、慢性耗竭状态 (chronic depletion states)、自我与客体失衡 (selfobject disorders)、自尊调整的困难，以及来自于情感疏忽及肢体或性虐待所造成的心理后遗症。互动说故事特别有助于治疗双亲离婚的儿童，以及遭受其他环境危机 (例如失去了父母或兄弟姊妹，或者亲密的家人罹患致命的疾病等) 的儿童。除此之外，在发生严重自我功能障碍的案例中，经历创伤的儿童较能够接受这种“诉诸隐喻”的故事沟通方式。治疗师也会发现说故事是种有用的治疗辅助，能够帮助罹患慢性病与重症的儿童，或是辅导有发展障碍的儿童。其他能够接受互动说故事的当事人包括罹患精神分裂症或是初期边缘型人格失衡的儿童。

说故事对于抗拒治疗的儿童也有很好的功效。事实上，说故事能够帮助治疗师避开或超越儿童初期的抵抗，

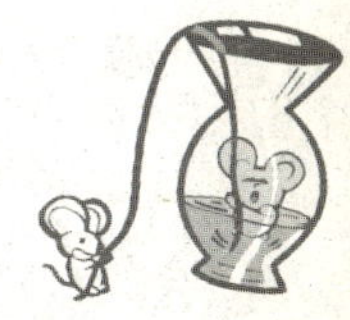

并且建立基础的医病关系，即便儿童不愿意使用直接的语言沟通或是其他游戏活动表露自己的心声。由于故事本身的虚构性，儿童会觉得他们没有泄露自己重要的心事。如此一来，任何失常的希望、冲突、秘密，以及类似的问题都能够安全地避开治疗师关注。有趣的是，正因为故事说的是关于其他人的事，所以它让潜意识的冲突、不正常的幻想，还有其他被重重保卫或隐藏的自我有机会浮现，让治疗师能够拨开层层的伪装，加以解读。

从另一个角度来看，说故事并不见得适用于每一个人，对同一个当事人而言，说故事在治疗的不同阶段也会有不同的效果。有发展障碍的儿童可能无法做到说故事最起码需要的基本认知能力。有些语言表达能力因发展或生理因素的影响而有障碍的当事人，也许比较喜欢较不强调口语能力的游戏活动。此外，有些当事人也许在早期很喜欢互动说故事的活动，但是之后会想要进行不同的游戏活动，特别是在青春期早期就开始接受治疗且疗程非常长的当事人。在这类案例中，儿童与时渐进的发展深度会让他们觉得说故事与其他游戏活动很幼稚。的确，就像儿童心理治疗师工具箱里的其他技术一样，说故事的活动需要小心地运用，并且依照儿童自己的意愿来进行。

进行故事治疗时，儿童不必具备高度的语言能力。就像是成人当事人的梦境“片段”一样，即使年纪很小或非常自觉且害羞的儿童，只说个短短三行的故事，也会给治疗师许多头绪。更进一步来说，如果儿童对自己说故事的能力没有多少信心，治疗师也许可以利用图案来辅助说故事的过程，让这些儿童找到开始的方向。温尼柯（D.W.Winnicott，1971）设计出“扭曲线条图画”（squiggle）技术，对于这些案例非常有效，因为这种技术为故事创作提供了自然的线索，而非提供儿童明确的主题或故事内容。

治疗师与儿童要轮流画出扭曲的线条，并且完成彼此所画的线条。画这些扭曲线条时双眼要闭上，但是帮对方完成图画的时候眼睛却是睁开的。温尼柯的特殊之处在于将这些扭曲的线条当作跳板，借此进行分析与探讨；完成图画之后，温尼柯不一定会借由图画的隐喻来进行讨论，他也不要求儿童从图画中创造故事，即使如此，部分当事人还是会自发地这么做。

然而，如果我们以故事为目标，这个故事应该源自于儿童自己的图画，而不是来自于治疗师的图画。基本的规则还是一样：必须是原创的故事、虚构的角色，而且故事必须要有开始、情节的发展及结局。我不会要求故事必须有道德结论，因为我不认为这绝对必要，但是有时候我会建议当事人提供道德结论。几年来的观察让我相信，即使刚开始觉得自己不会说故事或想不出故事来的儿童，都会在无需提示的情况下突然就说起故事来。在这样的案例中，让儿童以扭曲的线条来完成一幅画，往往会帮助他们解放某些“前意识的幻想”（preconscious fantasies），以及这些幻想所带来的情绪。事实上，有部分的儿童偏好看图说故事，即便他们已经能够不依赖这个技术而独立创作故事。我们建议治疗师尊重儿童想要结合这两种媒介的意愿，故事与图画的配合往往会带来丰硕的结果。

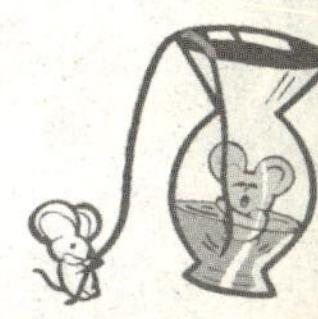

诱发儿童说故事

对许多儿童而言，说故事是一种既切合经验又有趣的叙事交换 (narrative interchange) 模式，所以只要治疗师有所要求，他们都会很乐意提供自发性的故事。因为原创的故事能更准确地反映儿童内在的关心、冲突与自我调适，所以治疗师应该要向儿童强调，虚构的故事会比重复在电视、电影上所看到的故事更为有趣 (虽然儿童原创的故事无疑会受到电视、电影的内容所影响，但是这些影响通常不太明显)。大部分六、七岁的儿童都能够提供结构堪称完整的故事，治疗师不需要特别提醒他们说故事要有开始、发展与结局。在治疗中使用录音机往往会提高儿童说故事的成效，因为听到自己的声音从机器中发出来，会给他们自恋的满足感。至少有一个研究者建议，把说故事的程序安排成电视节目的型态，让治疗师扮演访问者或主持人的角色，让儿童扮演“特别来宾”的角色 (Gardner, 1977)。这样的方式对某些孩子相当有吸引力，而且也把录音机或录像机自然地融入治疗过程之中。然而，某些儿童却不能接受自己的故事被录音或录像，觉得这些机器造成干扰并引发他们的焦虑。所以对这些儿童或某些呈现出偏执性意念或恐惧的当事人而言，录音、录像甚至治疗师的笔记都该避免使用。

有时候儿童会请求治疗师与自己共同创作故事。虽然在这类案例中，治疗师很有可能会影响到故事的主题与内容，但是仍然有办法减低这样的效应。举例来说，治疗师可以帮儿童为故事开头，但是不介入故事的其他部分。有些特别缺乏自信或焦虑的儿童的确需要治疗师做这样的帮助，直到他们发展出足够的自信，能够不依靠治疗师积极的帮助而独立创作故事为止。

道德结论

许多医师认为完整的故事必须要以道德结论来结束，而且自古以来许多故事、预言、童话及其他种类的故事都拥有这个必备的元素。这类道德结论能够帮助听众体认故事想要教导的是什么。必须凭借他人帮助才能够了解故事意义的儿童清楚地陈述道德结论，能够让故事更容易被记住、更有意义。

要求儿童在自发性的故事结局中附上道德结论（Gardner，1977，1993），确实在某些案例中会帮助治疗师找出故事最明显的主题，或者澄清模糊不清的故事内容。然而，这些道德结论不见得切合故事的主题或内容。事实上，儿童之所以选择某个道德结论不见得因为它跟故事的内涵有明显的关联，只是因为他想到某个谚语，画蛇添足地想要取悦治疗师罢了（与其特别要求儿童陈述故事的道德意义，还不如直接问他们："这个故事教了我们什么?"）某些治疗师不认为非得要求儿童陈述道德结论才能获得完整的治疗资料，但是即使这样的治疗师也会愿意在自己所响应的故事结局中附上道德结论。在这类案例中，道德结论会打开额外的机会之门，让治疗师展现不同的策略，让

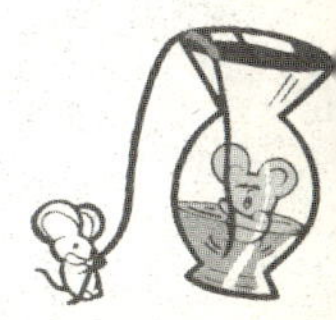

儿童发展新的思考方式，以增进儿童说故事的适应力[①]。

说完故事后的讨论

治疗师在结束说故事活动之后可以探索儿童对故事有多少理解，这对治疗的进行相当有益，因为治疗师会测验儿童是否注意到某些在不同故事中意义就会不同的故事元素，也可以自然地继续其他游戏活动。有些时候，故事后所进行的讨论也可以探讨儿童内心冲突的情绪、幻想或最近生活经验中相关的主题。然而，要注意的是，治疗师尽管能够直接使用故事作为讨论的起点，甚至为儿童指出故事元素与近来生活经验的相似之处，但是应该避免直接诠释故事。

治疗师在过程中所扮演的角色

治疗师在故事治疗中所扮演的角色跟他在其他治疗活动中所扮演的角色没有明显的不同。治疗师一方面要仔细倾听，另一方面要同情共感，要能够从儿童的游戏与言语中梳理出意义，并且以儿童能够理解，最后能够消化吸收的形式来传递治疗师所得到的结论，这一切也同样适用于故事治疗。

创作虚构的故事——就像素描、绘画或捏粘土一样——都需要儿童发挥创意。就这个层次而言，故事是儿童与治疗师共同分享的创造性产物，同时也是种令人谦卑的经验。无论治疗师对病人的响应多么充满技巧或智能，他的响应永远奠基于儿童所使用的故事。儿童会立刻辨认出其中的关系，甚至会说治疗师的故事听起来很像他们自己的故事（治疗师应该要乐于向这种创意的师承致谢）。

正如先前提到的，如果要让说故事过程能够发挥完整的功能，那么就不可以直接诠释其成果（除非在非常特别的案例中，如同第二章讨论的）。也就是说，治疗师应该要透过儿童在故事中所使用的隐喻来响应，而不是直接向儿童诠释故事的主题、冲突或者其他内容。治疗师不是透过隐喻，而直接响应儿童所说的故事时，它不但违反了基本原则，伤害了病人对治疗师的信任，更会让儿童以为治疗师有特别的超感官能力。

尽管如此，治疗师仍能够在说故事的过程结束后与儿童进行对话讨论，借此澄清故事中某些模糊的元素，同时建立故事里的角色或主题与儿童生活经验中的平行关系。像这样的讨论可以在故事完成后立刻进行，或者在同一疗程稍晚搭配其他游戏活动进行，甚至可以留待下一次疗程再来进行。

由于这种游戏技术的互惠特性，儿童会期待自己的故事得到治疗师的响应。虽然治疗师在儿童说完故事的几分钟内立刻提供响应的故事，有最佳的治疗效果，但是有时候因为故事的内容模糊不清，或者治疗师自身的疲倦或“反移情的反应”（counter-transference reaction），让治疗师就是无法理解故事的意义，也因此根本无法响应儿童的

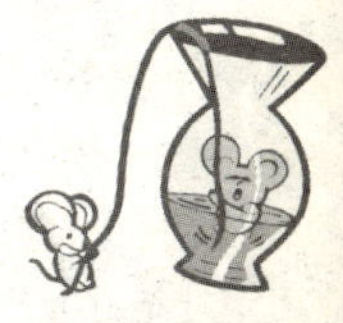

故事。这类情况之下，治疗师可以考虑以下三种选择：

1. 治疗师先向病人解释为何自己无法立刻提供响应的故事，然后与病人进行不同的活动，在稍后的疗程中回到说故事活动。由于故事中的动力意义常会在疗程的其他活动中呈现，所以治疗师会得到额外的机会，了解故事中模糊难解的成分。

2. 另外一个方式就是请儿童创造“广告时间”（Gardner，1977）。主要的原因有二：其一就是让治疗师有喘息的机会，有更多的时间思考儿童的故事可能包含的意义；其二就是，无论自发性的故事所包含的任何明显的动力意义，都会同时出现在“广告时间”之中。这个方式在某些案例中相当有效，但是儿童也常觉得治疗师允许他们抄袭电视的广告，而分毫不改。如此一来，除了强化治疗师对儿童故事的了解之外，更常造成某种干扰。

3. 第三个解决之道是承认自己失败，并且至少在发生这个状况的疗程内不要尝试响应。在这个情况之下，治疗师也许可以因为自己无法提供故事来响应儿童的故事，而向儿童做个简单的道歉。毕竟，重要的动力主题非常有可能会在往后的疗程中浮现。坦白承认自己虽然很想响应，却想不出故事，往往会引发儿童的同情心；也许因为这样，儿童会有较为清楚的响应。的确，对心中想与治疗师一争长短的儿童而言，会欢喜地接受治疗师高举白旗，觉得自己成功地打败了敌人。这是个机会，可以评估儿童击败治疗师所得到的快感，如果证明它对儿童产生了召唤的力量，那么治疗师也许可以在未来的对话中探索这种竞争行为所具有的“移情作用意义” (transference meaning)。

除此之外，有些时候，尤其是在一段成功的治疗接近尾声时，治疗师会发现儿童的故事已经尽善尽美，没有多少可以改善的空间了，最好的方式就是根本不要画蛇添足。另外，在治疗的早期，儿童所能够掌握的说故事策略除了适应不良、充满冲突的元素之外，可能也包括某些仍处于启蒙阶段，对环境抱持较佳适应态度的解决方式。当然，治疗师一定要对后者加以肯定，并且在响应故事时表示支持。等到治疗的后期，这些适应环境方式有了完整的发展，并且取代了适应不良的解决方式之后，治疗师可以让儿童知道他们的故事相当完美，已经可以不需要治疗师的帮助了。这种情形相当重要：事实上，整个治疗过程的目的就在于儿童能够吸收全新而且适应良好的策略，并且运用这些策略来解决冲突，发展情绪成长的能力；一旦完成这个阶段，那么儿童就可以结束治疗。由于具备高度适应性且叙述良好的故事证明儿童已经建立了人格的完整性，所以这些故事成为治疗结束的指针[②] (参见第四章中罗莎的案例)。

儿童故事最重要的元素为何

在故事中，儿童治疗师应该尝试辨认动力的主题或问题；客体关系的场景 (the object relations scenario)，以及

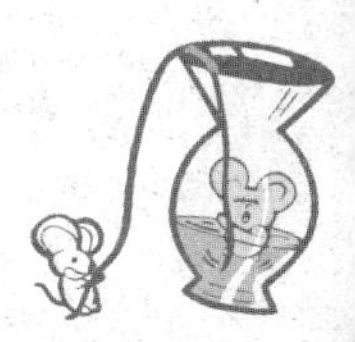

关键的自我与对象再现；故事的情感和情调；视觉、听觉及其他超越语言的细节；最后还有儿童的防御行为、断断续续的防御与防御策略，以及没有冲突的解决方式。

动力的主题或问题

在儿童的故事中，焦点所在的主题或者冲突是什么?即使童年时期没有遭遇环境危机或疾病的冲击，这段时期，儿童的心里还是充满了许多生活规范的问题与冲突。在社会与性别心理层面的发展过程中，各受到不同需要的主宰；这些需要五花八门，包括学龄前儿童正常的行为，如爱好表现、需要被肯定，也包括青少年抵抗家庭的向心力，以便扩展社会关系的版图。儿童故事中所展现的典型冲突可能包括敌意与罪恶感彼此的冲突、追求亲密却害怕失去自我、希望被肯定而害怕被批评、意图追求自主却担心被抛弃或是被拒绝。

客体关系的场景，以及自我与客体的再现

儿童的故事有时描绘了独特的客体关系经验，这样的经验是来自于早期与家长、兄弟姊妹，以及其他人重要且充满情感的遭遇。于是这样的经验可以当作借鉴，让我们了解儿童往后的客体关系。举例来说，有个10岁的小男孩，母亲常常对他过度保护，也有点无法接受他为建立心理自主所做的努力。在这个男孩说的故事里，总有个渺小而无助的角色 (常常被描述成小动物)，而这个角色总是被

庞大、强而有力的角色所主宰。这个渺小的角色种种努力总是受到庞大角色的阻碍或挫败。这个庞大角色有点像男孩的妈妈，常常自以为是地阻止渺小角色的对外探索。就算我们无法从故事中毫无偏差地认出这类的客体关系，但是我们仍然可以思考哪些角色可能代表说故事的人，而哪些角色可能代表对儿童而言相当重要的人物（例如家长、兄弟姊妹或者治疗师本人等）。

故事的情感情调性

在儿童自发性的故事中，另外一项重要的元素就是情感或快乐的情调性。故事是否带着儿童预见的快乐、活力与热诚呢？或者他的声音单调，甚至带了点不快呢？儿童的声音是否听起来有点不悦、气愤、疲倦、受伤、挫折、焦躁、痛苦或者困惑？诉说时的情感情调性是否与故事角色、动作或主题的情绪能够配合？儿童的声音是否从头到尾都一成不变，或者有些轻微，甚至有明显的转变？有些时候，儿童对故事中特定角色的认同难以辨认，除非治疗师开始察觉每次说故事的人在特定角色说话或被描述到时，情绪明显地转变，就像是华格纳歌剧中运用“前导动机”（leitmotif）的方式一样。

视觉、听觉以及其他超越语言的细节

故事的叙述往往伴随着各种非语言的声音、明显的面部表情，以及其他带有深刻含意的身体动作。虽然这些细

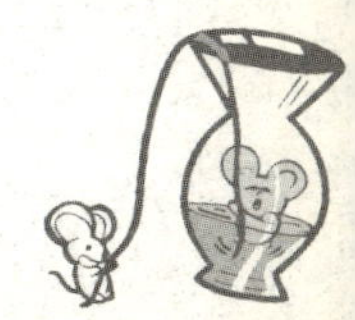

节往往搭配故事的内容，用以强调某个特定的主题或故事的动作，但是有时候这些细节却跟故事的内容与主题无法搭配，甚至产生矛盾。举例来说，有个非常沮丧的9岁小女孩的父亲背弃了家庭。这个女孩的想像力多彩多姿，她说的故事往往有个伟大的角色在神奇国度里探险。然而，在述说这些故事的时候，她的神态非常值得注意，因为她几乎没有任何动作，声音与表情都非常沮丧，整体的感觉跟她所述说的精彩故事成为明显的对比。

儿童的防御行为、断断续续的防御与防御策略，以及不带冲突的解决方式

根据一份针对2~5岁儿童经典的研究报告 (Pitcher and Prelinger，1963) 指出，自发性的故事就像梦境一样，包含了个体面对冲突的妥协。故事中，儿童必须面对不停想要直接表达或发泄的潜意识欲望 (这些欲望常来自性欲或充满侵略性的自我)。这些欲望会激活自我的统合功能 (synthetic function)，让自我发现直接表达或满足这些欲望会带来危险，所以必须努力伪装。研究者指出，因为这样的机制，儿童创造的故事一方面安抚了“超我” (superego)，另一方面也符合基本的写实原则，不会僭越社会所能接受的尺度。由此看来，自发性创作的故事就像梦一样，企图要透过自我所拥有的工具，解决欲望所引发的冲突。可能的解决方式包括年龄很小的儿童所表现的防御行为 (例如情感转变)、不连续的防御 (例如否认、抵消、疏离、退缩等)，以及防御性的欲望 (例如对自我的敌意、防御性的亲近，或者防御性的自以为是等)。到了治疗的后期，随着儿童发展出自我观察与反省的能力，许多较能解决冲突的适应策略也随之出现。

与互动说故事兼容的理论架构

虽然互动说故事的方式可以兼容于儿童精神治疗主要的理论系统，但是本书提供的临床案例主要依照两项基本架构：（1）参酌客体关系理论修正的“自我”心理学(ego psychology) 以及（2）自体心理学 (the psychology of the self)。自我心理学主要关注的对象是“自我” (ego) 以及其运作机制。这个理论假设人的心里存在着许多冲突，而担任调解功能的是各种防御与适应的机制与策略。该理论奠基于传统弗洛伊德理论的结构性假设，却较传统的精神分析更强调环境所扮演的角色。自体心理学是较新的精神分析心理学，主要由柯胡 (Heinz Kohut，1977，1984)所创立。相对于自我心理学，自体心理学并不强调冲突，而认为自我若要发展成活泼、和谐、具有凝聚力的形态，那么某些心理补给元素必须足够，否则就会产生疾病。③

接下来我们将会介绍互动说故事的过程，并举例。

□ 汤尼的案例

汤尼11岁，有点胖但是很可爱。他之所以接受治疗是

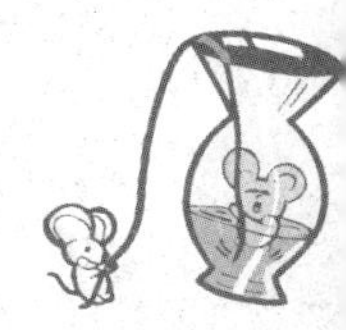

因为学习成绩日趋低落，而且在家里出现了偏差行为。他的母亲带着焦虑地表示他们母子关系充满了冲突，并且承认教养汤尼的责任让她觉得既无助又愤怒。就像典型的这类病人一样，汤尼没有直接挑战她的权威，但是他常常会破坏、忽略，或是扭曲她的努力；这样的模式对两个年幼的弟弟、妹妹造成的影响越来越让人担心。汤尼个性中最大的特征就是拖延，这对他在学校的表现造成了负面的影响，也是让母亲特别生气的一点。他的父亲是个专注于学术研究的科学家，得在实验室工作很长的时间，并且常常四处参加学术研讨会。一直以来他对汤尼付出的心力都没有妻子来得多。

汤尼的母亲描述，他婴幼儿时期与母亲之间的关系跟现在的情况有很大的不同：在她的记忆中，汤尼是个活跃且开心的小孩，会对陌生人微笑；在家庭录像带里总会看到他开心地绕着疲倦的母亲跑。但是现在她却抱怨他被动、没有活力、不喜欢动。汤尼一直以来都不太吃东西，由于他体重增加的速度很慢，所以母亲就舍弃母乳，改成配方奶粉，而且显然很早就强迫喂他。不过她承认这有部分是因为来自丈夫家人的压力。到了两岁，汤尼吃得比较多了，但是这个早期的重要模式显然已经被加诸在母子关系上。

虽然汤尼后来的人格发展未遭遇特别的事件，但是他对弟弟、妹妹的出生却没有良好的反应。汤尼两岁又两个月的时候，他的小弟出生，接着是3年之后出生的妹妹。根据汤尼母亲的说法，他在家里的问题有大部分是来自于他对弟弟大卫的讨厌与嫉妒，而小部分是因为妹妹佩蒂的缘故。等到小学六年级，汤尼在学校的表现出现严重的退步，以致于学校考虑要安排他到特殊的班级或是留级。由于后来的测验显示汤尼是个非常聪明的孩子，而且他的智力显然超过功课的认知与智能需要，所以就没有让他到特殊班或留级。

汤尼是个随和的病人，尽管他的表现安静与低调，对游戏室里的许多活动却都表现得很有兴趣。这些活动之一就是互动说故事，而且在持续1年半的疗程中，这个活动发挥了良好的作用。大约在持续治疗了9个月之后，他告诉我以下的这个故事；那时我们正讨论他对弟弟的愤怒与嫉妒。当时他在学校的表现有了一些进步，而且他与母亲的关系也有了改善，但是他对弟弟、妹妹的敌意却仍然造成问题。

汤尼的故事

从前、从前有一座已经废弃好久了的壁炉。住那里的人想要将它拆掉，好安装全新的暖气系统。结果，有个工人告诉他们："不要把它拆掉。我想要它，可以装在我家里。"可是他其实也不常用到壁炉。好啦，有天他坐在壁炉旁边，结果它裂开了，砖块开始掉下来。这壁炉快四分五裂了。他试着要修理壁炉，但是它再次裂开。最后，他将这个壁炉卖给其他人。他们将原来的壁炉拆了改装成新的壁炉，比以前的那个更值钱。

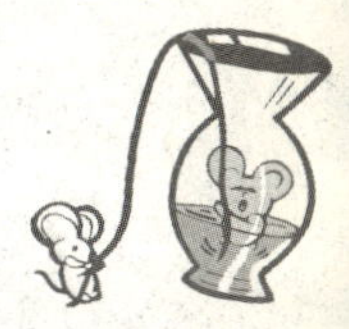

结论：某件东西很旧并不见得代表它很值钱。

分 析

在汤尼的所有谈话当中，就数这个故事最能够表达手足嫉妒与自恋式的伤害这两个相互纠缠的主题，尽管这个主题已经在先前其他故事与游戏活动中反复呈现。在这个故事中，他选择以一座老旧的壁炉来代表自己，这个意义丰富的隐喻背后其实有一套非常巧妙的表意机制。这个隐喻象征了他的被动、不停燃烧的怒火，以及他希望能在父母赞赏的眼光下发光、发热的欲望。

老旧的壁炉将要被拆掉，被更新、更现代化的暖气系统(汤尼的弟弟、妹妹) 所取代。汤尼相信弟弟、妹妹出生后，自己会成为过时的古董，就像那座老旧的壁炉。一方面妈妈似乎永无止境地关注着弟弟、妹妹的需要；另一方面父亲也不在他的身旁，总是在实验室里忙东忙西，或是出远门参加学术研讨会。虽然汤尼经历一连串自恋及伊底帕斯情结的挫败是来自与弟弟、妹妹的三人关系，但是汤尼“失宠”主要还是因为在他未满两岁时，大卫的出生。虽然他能从与弟弟、妹妹和母亲的冲突，以及学校相关的问题中得到“再度获益” (secondary gain)，但是这些满足感却如流水般易逝。

有趣的是，这个故事中的工人所扮演的角色似乎代表治疗师，而他刚开始表现得对壁炉相当有兴趣。他说服故事中的屋主，也就是代表父母亲的角色，伸出援手将壁炉带回家。很遗憾的是，壁炉再一次乏人问津。情节发展的移情意义非常明显：这个老旧的壁炉就是不能吸引别人对它产生持续的兴趣，即使对方是带着善意的工人/治疗师。汤尼最终还是会对治疗师产生伊底帕斯与自恋的挫败，就像他对自己的父母那样。

在汤尼的故事里，壁炉所采取的适应不良的策略显然就是将自己四分五裂④，甚至连工人都没有办法将壁炉修好，所以只得将它卖掉，让新的主人将它变成新的壁炉，以便在这个过程中强化它的价值。这个故事的道德结论只重复故事本身所呈现的被动与自虐的解决方式：老旧的东西(火炉、哥哥) 对任何人都没有什么价值，早晚都会被取代或是重建。配合上述整个故事诉说过程中那种无助且被动的声音，让人不禁觉得要改变这样的命运似乎会徒劳无功。

(根据了这样的了解，我响应了自己的故事，使用许多相同的故事元素。但是两个故事却有根本的差别。)

治疗师的响应

从前、从前有一座壁炉，它曾经是众人注意力的焦点，后来，拥有这个壁炉的人决定要造新的暖气系统。壁炉开始被忽略了，而且再也没有人坐在它的旁边了。有天，有个工人发现壁炉好像没有发挥功效，所以想将壁炉带回自己的店里，好让他来修理。好啦，壁炉这阵子过得还不错，但是后来它开始四分五裂了。壁炉觉得自己被忽略，被暖气系统取代，而且它再也不想在乎了，尽管它不

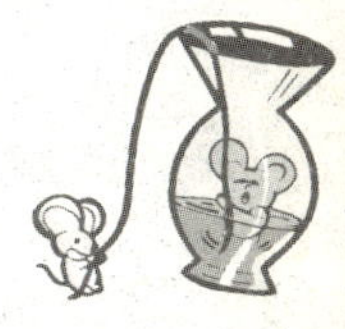

知道自己为什么不能发挥能力。

然而，这个壁炉却有独特的地方。第一，壁炉能够烧木头，但是暖气系统不能。如果停电了，只要人们能够找到木头，那么壁炉就可以继续提供温暖。壁炉另一个独特的地方就是，它在寒冷的晚上真的很舒服，而且只要火焰不太大，人们真的很喜欢窝在它身边。人们的确很喜欢待在壁炉旁边，但是有时候暖气系统的确会占去人们较多的注意力。

无论如何，这个工人告诉壁炉，一定要记得，即使不能永远为房子提供所有的温暖，但是有些时候只有它能提供温暖。这个工人还说，如果壁炉能够控制自己的火焰，那么人们或许会更想坐在它旁边。当然，有时候你一定要烧得旺，好让别人注意到你，只要你的火花别烧到壁炉外面 (因为这会让人家不高兴或是吓到别人) 就没问题了。壁炉觉得这些想法非常有趣，所以同意要尝试工人所建议的事。

结论：如果你是个壁炉，而且别人忽略了你，试着做以下这些事：记得你必须要跟新式的暖气设备共同分担温暖房子的任务；试着去控制你的火焰，让别人愿意坐在你旁边；此外，如果你觉得别人没有对你付出足够的注意力，你可以让你的火焰旺些，但是只要一会儿就好，而且不要让火花乱飞，因为这会让人不悦，或者吓到别人。

讨 论

在我响应的故事里，我企图要处理几个相互关联的故事元素。首先，我保留了壁炉这个隐喻，另一方面我试着赋予壁炉某些主动性。实际上，它不一定要像汤尼故事中的壁炉那样完全被动，或永远无助地依赖其他人。壁炉可以配合工人一起为这个问题找到更好且较合适的解决之道。第二，壁炉可以建设性地使用攻击性 (为其家人提供温暖的房间)，而不是将自己的情绪发泄到其他人身上 (让火花乱飞)，或是防御性的行为 (借由让自己四分五裂来处罚自己)。即使在几个月的治疗之后，我相信这个想法对汤尼而言仍然是个新颖的想法，他尚未完全内化的观点。最后，我的工人建议壁炉要“烧得旺旺的”以便主动地宣告它的需要，除了攻击性能够被控制且发挥它的功用之外，更暗示这个壁炉值得且该受到其他人的欣赏。其他人至少在某些时刻仍将会赞美它的温暖与独特。同样的道理，人不可能永远都处在注意力的焦点；有时候其他人会受到瞩目，所以人该学会容忍且保持足够的弹性，来承受相应的自恋式轻视。

与之前无数次的情况一样，汤尼安静、非常专注地参与了这个交换故事的过程。虽然在故事后的讨论中，我们很少在交换的故事与他的生活经验之间找到直接的关联，但是汤尼还是很有兴趣地接受我响应的故事。汤尼耸耸肩，让我知道他已经根据我在第一次疗程所指出的规则“编了故事”。这些故事基本上是虚构的，跟他没有关系——如果被问到故事跟自己生活的情况或事件有什么关系时，儿童常常都会做此回答 (Gardner，1993)。尽管如此，汤尼逐渐对治疗投入相当的注意力。虽然在我们的治

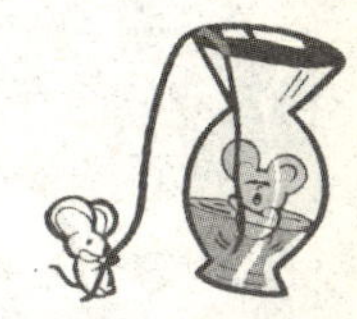

疗过程中，他惯常的低调态度不见得都能显现他的进步，但是，他常常提早到医院，而且到了治疗的结束阶段（因为他将要搬家），他变得越来越愿意互动。虽然汤尼的治疗过早结束，但是他的学业表现有了明显的进步，而且他的母亲反馈回来的信息，汤尼对自己的弟弟、妹妹与母亲有了明显的容忍态度。

摘 要

虽然学者早已肯定故事与说故事的过程是一种与儿童沟通的治疗方式，但是说故事的活动常常没有被程式化，通常会配合其他诸如玩偶戏、傀儡戏或治疗棋戏等治疗活动进行。然而，如果说的故事是透过自发性，在相互交换的脉络下进行，就能发挥最大的治疗效果。在这样的过程中，治疗师必须在儿童的故事中辨认出最明显的心理活动问题或主题，并且响应以治疗为目的的故事，其中要保存儿童自发性故事中的基本主题、情节元素，以及角色。治疗师的故事是对儿童原始的故事版本提供动力的解读，使用故事的隐喻。这样的程序会在治疗对话中建立足够的安全感，允许儿童与治疗师进行重要的动力沟通，并且对儿童提议渐进式的适应策略，以便解决冲突，相对于对动力主题与内心冲突的直接诠释，这样的策略较不会引发儿童的抗拒。

互动说故事的价值来自于它是儿童治疗的“技术”而

不是“方式”。其他的游戏活动，包括传统上跟儿童精神治疗相关的活动，都具有同等的功效与影响力；然而，“诉诸隐喻”的互动说故事却能够强化儿童治疗的过程。

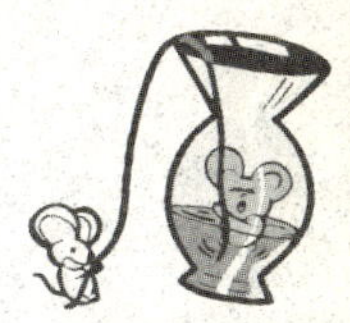

第二章

自发性故事、主观绘书及临床评估过程

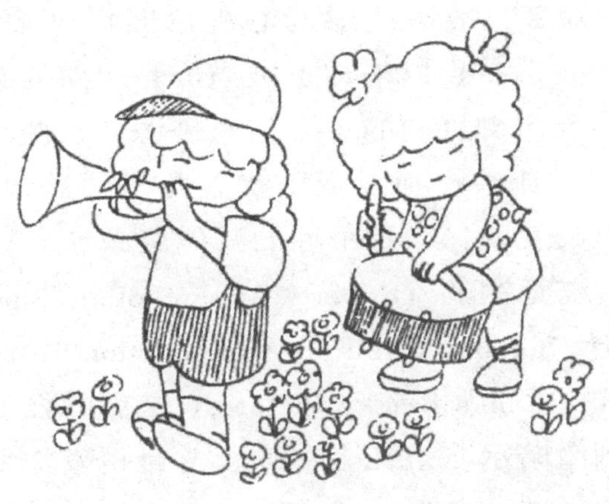

2

虽然故事与说故事技术长久以来都在儿童的心理治疗中扮演重要的角色，但是学者通常不认为导引出自编的（不凭借外在刺激）故事能够对心理诊断提供多少助益。然而，儿童的故事一直以来却也被当成是了解儿童心理架构、性格冲突及防御机制的重要信息来源。这些故事更提供了许多机会，让治疗师发现困扰着儿童的欲望与幻想、人际关系、自我发展，以及个性的其他层面。

诸如罗氏统觉测验（Roberts Apperception Test）、巴氏儿童统觉测验（Bellak´s Children Apperception Test（CAT），以及布氏图样（Blum´s Blacky Pictures）这类的投射性工具利用图案的刺激暗示儿童几个主题，并且诱发他们说故事以作为分析的资料（Roberts，1982；Blum，1950；Bellak & Bellak，1949）。尽管受到图画启发的故事能够指出“儿童的结构、防御机制及儿童响应且处理成长问题的心理活动策略”，但是这类故事所建构出的临床沟通氛围跟自发性故事非常不同。

学者认为，创造自发性故事的心理活动跟创造梦境的

心理活动有相似的现象结构 (Pitcher & Prelinger, 1963):

> 这些心理活动包括努力想得到表达与满足的潜意识希望，另一方面也包括一种试图要掩饰这些希望且创造符合现实原则及可为社会接受的故事的力量。因此，每个故事都代表了针对某个冲突所形成的妥协结果。(第117–216页)

虽然曾有学者建议，儿童在治疗过程中叙述的第一个故事就要得到治疗师的故事响应 (Gardner, 1977)，但是把以治疗为根本目的的技术用于诊断会产生许多缺点。像这样的建议，其理论根据是认为交互故事治疗在初期医患关系形成及互为主体论述建立之前就能发挥功效，然而效果十分令人怀疑。正如该学者也坦承，此时“治疗师也许对儿童没有足够的认识，因此无法确定他第一个故事中的心理活动架构” (第33页)，因此要对儿童的第一个故事提出响应相当困难。

在评估的阶段，真正的目的并不是要提出以治疗为目的的响应，而是要了解儿童心理冲突的本质⑤。虽然初次门诊会谈开始，常存在着某种非正式的“治疗”，而且主要来自因治疗师同情儿童而给予的注意，但是我们仍要明确区别评估与诊断两者。实际上，在初次的会谈中，治疗师不太可能拥有足够的资料来建构有意义的响应。此外，儿童第一个自发性故事是独特的临床沟通方式，无论这个故事是如何充满隐喻且难以了解，它都借由故事来陈述儿童的核心冲突。之所以能够这样，是因为它就像是成人当事人

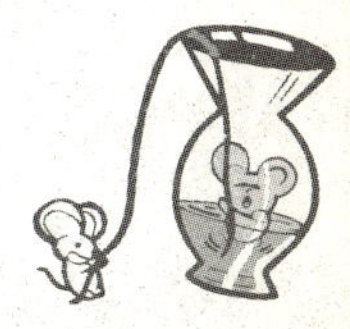

所作的第一个梦，代表了让做梦者付出最多心力的问题(Fromm-Reichmann，1950)。像这样的材料可能充满了个人的意义，而且其他沟通形式无法比拟。的确，学者的研究持续地确认一点，初期面谈许多临床资料几乎都会浮现到沟通表层，一旦治疗开始，这些资料又会被深藏起来。

自发性故事与诊疗过程

在多数的案例中，诱导儿童说故事的最佳时刻往往在诊疗面谈开始一段时间之后，或等到治疗师觉得自己已经跟儿童建立起某种融洽的关系以后。如果儿童想知道为什么治疗师要他们说故事，那么我们可以告诉他们：说故事就像画图或是其他游戏活动一样，可以帮助治疗师更加了解问题的本质，并且找到最好的方式解决他们的问题。如果儿童太过忸怩害羞，治疗师也许可以帮他们为故事起头("好久、好久以前，有一个……")但是要特别注意，不要向儿童暗示任何故事内容。当然，如果治疗师将儿童所说的故事当成诊疗的资料，因而没有提供响应的故事，那么儿童就少了倾听治疗师的故事所得到的乐趣。尽管如此，多数儿童还是会配合治疗师的要求，说一两个故事，就像他们愿意配合去画张由房子、树木、人所组成的图画，或从事其他以诊断为基本目的(非互动)的活动那样。

以下的7个案例都是从诊断期的资料中抽取出来的。虽然每个案例都牵涉独特的临床问题，但是整体而言，这些案例让我们知道，从儿童第一个自发性故事中能够推断出多少相关的资料。

□　西恩的案例

西恩5岁大的时候亲生父母放弃了监护权，好让他能够被安置到寄养家庭。如果说这时西恩与父母，特别是与母亲的关系呈现恶性发展，这样的说法还低估了问题的严重性。尽管西恩完全失去控制时，会毁坏家具，故意在地毯和墙壁上撒尿，但是父母对西恩的仇恨却与他的恶行不相上下。他们迫不及待地要将他安置到寄养家庭，好让彼此都有生存的机会。

或许并非偶然，西恩罹患了一种罕见的新生儿疾病，“幽门狭窄症”（pyloric stenosis），也就是连接幽门与十二指肠的瓣膜畸形，让新生儿无法消化乳汁。这种疾病常见的病征相当戏剧化，也就是新生儿会出现喷射性的呕吐。在西恩这个案例中，由于专业的疏忽及母亲拒绝承认，整整6个星期都没有诊断出个案患有严重的病症；同时西恩的母亲也因哺乳的挫败感，而责怪自己无法扮演好母职，进一步衍生出深深的自我谴责。这样的感受当然会反映在往后的关系里。我们可以毫不过分地设想，他们早期的痛苦经验成为样版，让彼此都在潜意识中重复透过这个样版经验后来的所有事件。无论如何，西恩是个难缠的婴儿，他体弱多病、脾气暴躁，让父母很不快乐。

现在西恩已经11岁了。之前大半的时光他都在不同的

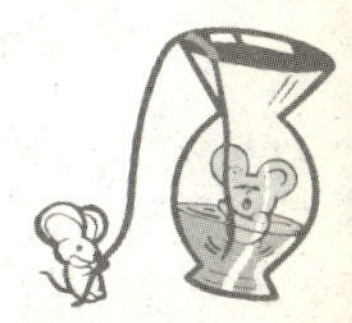

寄养家庭间游走。我开始治疗他时，他正住在一个私人经营、由一对60多岁老夫妻负责的团体之家，这对老夫妻被聘请来担任八九个孩子的“处遇父母”。西恩是个聪明的孩子，想像力非常丰富，却也常常表现出严重的情绪困扰。他很难调适人际关系，常常对其他的孩子、教师及团体之家的职员大发脾气。他非常冲动，情绪常常摆荡在极端而难以预测，这更加损害他控制强烈情绪的能力，往往让自己成为情绪的奴隶。

西恩的情绪不稳、冲动性格再加上无法发挥良好的判断力，不禁让我们想到弗洛伊德关于“本我”(id)的隐喻：他将本我比喻为没有骑士的马(Freud，1923)，是充满冲动、病态的欲望与幻想，威胁着要爆发而没有受到自我的制衡。西恩不能控制野马般的本我，也不能掌握自己强烈的情绪，除非其他人借由仲裁的形式来帮助他。如果我们将西恩发展迟缓、无法达到自我与客体的一致性，还有其他偏差与反常的行为整合成一幅临床的病情图，其结果分明地指出他所罹患的是一种初期的边缘型人格失衡。

与西恩初次的会谈中，他似乎有点怀疑我为什么要求他“虚构”故事。往后9个多月每周两次的会谈中，他陆续叙述了60多个故事。以下是他告诉我的第一个故事，以幽暗而阴沉的语调娓娓道来：

西恩的故事

从前、从前，有一只猫住在一条失落的巷子里，孤孤单单。它没有朋友，它会在垃圾桶里抓老鼠，然后将老鼠吃掉，但是它还是觉得孤单。有一天，它出门去散步，跟以前一样觉得很不爽、很孤单、有点垂头丧气。它走出门，突然之间听到一声猫叫。那是另一只猫，长得跟它一模一样。同样的品种，跟它没有任何不同，有同样的眼睛、同样的长相。所以它们决定一起走，对人们恶作剧，而且它们要去敲门。它们会用爪子抓门，引起人们的注意，这样人们就会想要养它们。其中一只猫喜欢用爪子抓人。所以，它去抓门，然后那里的人养它，将它送到人道组织。人们觉得它很爱玩，虽然喜欢抓人，但这是因为爱玩。那天晚上，（第一只猫）溜了出去，而第二只猫跑了进来。第二天早上，人们还在说它多喜欢抓人，还说人们可能得将它送到人道组织。（此刻我要他仔细描述一下这两只猫，而西恩说一号猫是爱抓人的猫，而二号猫是玩线圈的猫）所以突然之间二号猫溜了进来。它看起来好像有点孤单，所以人们就在想，或许可以将它送给想要养猫的人。那天早上，母亲正在织衣服，有些线圈掉了下来，结果那只猫就开始玩线圈。母亲抱起那只猫，高兴地说："这只猫不会抓人！这只猫不会抓人！"这只猫没有抓她。所以，告诉你喔，一切都顺利起来了。他们就想："哇！真好！我们的猫不会再抓人了。"所以那天晚上他们就找了他们的朋友过来，而他们的朋友看到那只猫，就说："哇！它真可爱！"然后他们就跟猫玩。那天晚上，在他们都睡着了之后，另外一只猫（一号猫）就进来，然后它开始抓窗帘啊什么的。嗯，他们觉得一共有两只猫，要不然

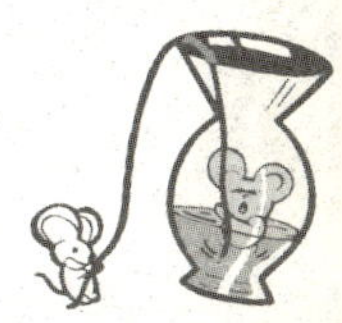

就是这只猫有双重人格。追到巷子里，抓到这两只猫。他们将这两只猫都送到人道组织，但是人道组织将它们送了回来，因为他们不想要这两只猫。他们就是这么做的。你知道的，现在是2020年。所以他们就将两只猫送到猫的地方，你知道吧，那里猫都用汤匙吃饭，而且还会开会，还会到处玩。所以，一阵子以后它们就好像接纳了这个地方，这样不是很好嘛。

结论：我猜你或许可以说这个故事的教训是一石二鸟，因为他们出门就抓到两只猫。他们没有杀掉这两只猫，但还是抓到它们了。

分 析

这个故事内容非常的丰富。两只猫是西恩的人格代表，他“善良”与“邪恶”的两个部分。在这个故事里我们可以清楚地看见“分割”与“具体化”的策略使用。选择以“猫”作为人格代表，一方面似乎反映了西恩的冲动性格，另一方面反映了他的“假性自主”(pseudoautonomy)与攻击态度，其中包含了“口欲施虐”(oral-sadistic)的核心。“爱抓人”的猫有时候似乎跟“爱玩”的猫能和谐地活动，虽然有时这只“爱抓人”的猫得为所有恶作剧负责。我们毫不惊讶地发现这只“爱抓人”的猫的冲动性格让他与主人疏远了，让他们最后拒绝了两只猫。然而，这些猫这么不可爱，不愿改善自己，连人道组织都不愿意收留他们。在故事的结尾，我们可以看到一个既神奇又急迫的企图，想将多重的被拒绝感经验转变成领养新家的正面经验，最后的结局让人联想到团体之家的环境。

西恩的故事非常珍贵，因为它提供了重要的心理诊断信息，让我们在治疗初期就可以了解他内心的冲突与个性中的防御机制。西恩就像许多小时候因为与亲人分离而受创，并且发展出模糊依恋关系的儿童那样，会预期自己的情绪支持与稳定性的需要无法得到满足，就像这两只猫那样。除此之外，一旦其他人认识了他，就会认清他的真面目，然后历史就会重演，他再次遭受到痛苦的拒绝。他往后有为数甚多的故事 (其中之一将在第四章中出现) 将会让我们更确定其中包含这种抛弃/拒绝的重要主题，并且让我们有机会评估治疗的成效。西恩逐渐对母亲的心理限制，以及将他安置在寄养家庭的动机更了解。他第一次了解这样的失落，表达出自己真正的哀伤，并且将自己的行为放置到一个更奠基于现实 (并且心怀宽恕) 的尺度上。

□　罗柏的案例

罗柏10岁，尽管他非常聪明，家长也为他付出了庞大的心血，但是他的学业成绩还是持续退步。从他的病史中，我们知道他曾经做出挑衅与恶意的行为，对象主要是他三个兄弟姊妹，偶尔也会针对他的双亲。他常常不遵守家规，非常顽固，不听父母的话。而最近，如果家人不顺他的意，他就会大闹脾气。在我们初次诊断的面谈中，他或许认为好的表现会得到我的赞许，所以我不用多少引导

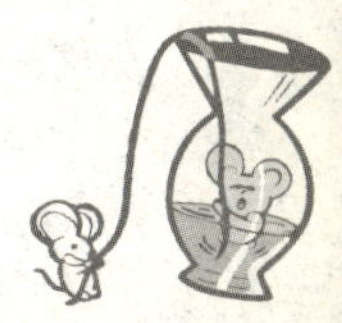

就让他叙述了以下的这个故事：

罗柏的故事

好久、好久以前，真的是很久以前喔，有一位王子正计划要娶住在一公里外的公主。王子邀请这位公主，因为他办了一个盛大的舞会。他们经历了一场结婚典礼，却不知道，受到邀请的客人之中还包括一些邪恶的生物。其中一个生物想让王子与公主遭遇不幸。这个生物是一只鹅，还有翅膀，而且她说："你生下的小孩会口渴而死，而且没有人可以帮助他。"所以，他们就有了个孩子。几个星期之后，这个婴儿越来越瘦，你几乎可以看到骨头了。王子与公主就将他带到皇家治疗中心，但是治疗中心一点办法都没有，所以他们只能眼睁睁看着孩子死掉。这个婴儿是瞎的，但是他一点都不邪恶。

结论：你不会永远都是邪恶或坏心肠。你有的时候可以是好人，有的时候可以是坏人。

分　析

罗柏的故事似乎笼罩着伤心与悲痛的气氛，从这样的语调中他透露了他的某些世界观，以及某些与自己有关的重要信息。我们可以将王子与公主视为家长，而那个生来即带着悲剧性缺陷的婴儿是罗柏自己，因为就他的年龄看来他的个子太小、视力太差必须戴眼镜矫正。故事中，罗柏将自己描述成时势的牺牲者，一个弱小且非常容易受伤的婴儿。他之所以不能由环境中得到滋养与口腔期满足，是因为父母受到邪恶的诅咒。他暗示，王子与公主不需要为婴儿的悲剧命运负责，尽管他们的确没有理会邪恶鹅的警告。这个孩子没有一点希望，只有无法避免的 (心理上的) 饥饿与死亡。

罗柏的母亲将近40岁，在面谈中热心却有点太过投入地跟我讨论。她对儿子行为的关注显示，她并不知道自己也是造成他这种情绪性反应的原因之一：他之所以那么暴躁且抗拒，正是因为她不让罗柏与她保持心理距离。她所认为的适当的母性关怀与介入不仅过度，而且更清楚地传达出她的罪恶感，以及她认为儿子不能独立自主的想法；根据家长提供的病史判断，她的这种想法在罗柏未满两岁的时候就已经出现。罗柏的父亲是温暖、愿意提供情感支持的人，而且他也比较能够用自然、同情，而相对不冲突的方式来谈论罗柏，但是他的影响力却被罗柏的母亲大大地削弱。

接着，再回到罗柏的故事，现在我们可以将“邪恶的生物”，特别是“鹅”理解为“负面的母性内摄” (negative maternal introjects)。罗柏的愤怒包含着自恋的核心，之所以针对他的母亲，原因有二：一是因为他认为母亲应该为他的瘦小身材与差劲视力负责；二是因为他母亲的行为印证了他最大的恐惧，也就是没有妈妈他就没办法活下去。他母亲长时间以来都无法感同身受地响应他的需要，让他的自我认同脆弱且不稳定。在故事中，尽管“皇家治疗中

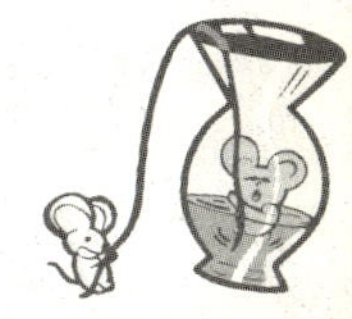

心”（也就是心理健康机构）付出了许多的努力，却也不能挽回婴儿的性命，这正表达了这个儿童深深的绝望。

虽然故事的结论第一眼看来似乎跟故事本身没有关系，但是它却是包含了许多心理意义的陈述。他教诲人们有时该“恶劣”而有时该“善良”，但是他其实是在描述他的母亲无法调整对他的情感关怀。在罗柏的主体经验中，母亲是个死板的人，她的“恶劣”（失去同情心〔empathic failure〕）对他的心理成长有深远的影响。

虽然我们不能立刻就了解罗柏的故事所具有的临床意义，但是这个故事仍然提供了一个起点，让我们能够提出假设，并且进行治疗式的调查。就直觉的层次而言，这个故事让我们能确定罗柏脆弱的自尊心，并且估计重复伤害如何影响了他的“自恋统合性”（narcissistic integrity）。值得注意的是，罗柏往后治疗中所述说的故事与其他活动中，这个主题并没有像初期自发性故事中所呈现的那么明显。

□ 大卫的案例

大卫9岁，眼睛大大的非常可爱，他之所以被带来接受治疗是因为他对同学持续升高的肢体攻击态度、糟糕的学业表现、病态的撒谎，以及整体呈现的焦虑态度。大卫的父母亲离婚还不到1年，大卫的小儿科医师就建议他的母亲让他来接受心理治疗；大卫的问题急遽严重的时机大约是在他的母亲获得监护权之后不久。大卫的父亲罹患严重的心理问题，“伴有精神症状的忧郁症”（psychotic depression）

经常发作。在父母离婚期间，大卫有次偶然走进车库，却发现父亲奄奄一息，用领带绑在房梁上吊自杀。人们赞美大卫对父亲自杀的企图迅速反应，救了父亲一命。然而，大卫心理上的后续发展却相当错综复杂。他的许多病征，包括重复的梦魇，让他一再经历这次可怕的遭遇，每回都可以回溯到他父亲精神崩溃以及后续的住院等事件。在第一次诊断面谈中，大卫叙述了以下的故事：

大卫的故事：为什么青蛙的眼睛鼓鼓的

从前、从前，人行道上有只青蛙。路上来了只大猫，这只猫看见青蛙，开始追它。那只小青蛙想办法逃掉了，但是它开始大口、大口喘气。他没有左右看看自己所处的环境，然后来了一个人，一脚踩在他的头上。结果他的眼睛就鼓起来了。

结论：这是个危险的世界。

分　析

虽然说故事的人没有使用多少戏剧效果，但是故事本身却相当令人不安且具有高度个人色彩。这个故事说的是一个小孩，生命对他而言是不断的恶梦，而他整个生命经验就像被动的演员，在一连串的打击之间，他几乎没有时间喘口气。然而，就自我象征而言，大卫故事中的青蛙并不像罗柏故事中的婴儿那样脆弱，也没有那么无助以致不

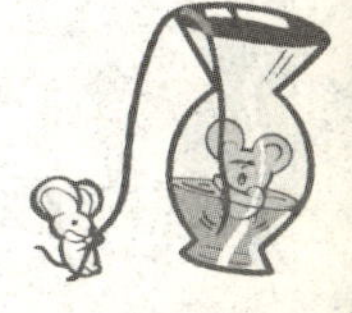

能行动。大卫的青蛙撑过了一连串痛苦的创伤，至今它努力活下来了。大卫的力量及处理艰困的家庭处境的能力绝大部分可以归功于他与母亲颇为正面的关系。大卫的母亲是个细心且宽厚的人，她最大的满足来自于养育大卫跟他的姐姐。的确，通常她都能够以情感与母性关怀来满足孩子的心理需要。

虽然根据大卫的故事的结论“世界是个危险的地方”，但是最大的危险似乎来自于内在。因为大卫将自己病态的欲望与最大的恐惧向外在投射，他所压抑的罪恶感及因适应不良所表达的愤怒，让这个世界显得相当危险。大卫因父亲企图自杀与父母离婚而产生罪恶感与恐惧，再加上大卫与父亲之间发展出矛盾关系，形成我们治疗大卫的焦点所在。

自发性故事就像梦一样受到多重因素的影响。很少有故事只能有一种诠释或解释。这种临床模糊性中前提是个相当重要的原则，尤其对于以建立临床假说为目的的诊断评估而言。事实上，持续的治疗过程会建立证据的基础，来支持或反驳早期临床的假说，或者让治疗师能够修正治疗的焦点。举例来说，我们也可以将猫与不小心踩到青蛙的人理解为大卫的自我象征，并且将青蛙视为父亲的代表，而大卫对他有许多愤怒、罪恶与失望。青蛙“鼓起来的眼睛”与气喘吁吁于是代表了大卫的父亲在车库里上吊，努力想要呼吸的可怕景象。这种诠释方式是否跟第一种一样正确并不重要，真正重要的是这种诠释让治疗师注意到不同而相关的心理因素：说故事的人因为被不公平地赋予成年人的角色所感到的愤怒与罪恶感。往后的故事与其他临床的资料将会提供更令人满意的答案。

□　卡尔的案例

卡尔7岁大的时候，学校的辅导老师将他的案子交给“家庭服务机构”（faming service agency）进行诊断评估。他是个脾气暴躁、令人生气的男孩，孤儿般的外表让他有点像“少年城”（译注：Boy´s Town，由E.J.Flanagan所创，由改邪归正的青少年所经营的社会事业团体）海报里的小孩，有严重的心理问题与边缘人格。他让人不安的病征包括了“续发性遗粪”（secondary encopresis，在如厕训练成功之后退化性地失去对排便的控制）、反社会行为、多重面肌抽搐、针对兄弟姊妹与同学的攻击性行为、抗拒就学，以及威胁要自杀。

卡尔与双亲的关系非常糟糕，因为卡尔充满挑衅意味的言行常常会引发父母的惩罚甚至虐待。即使最轻微的挫折卡尔也无法忍受，而且他对自己攻击的冲动也无法控制。虽然心理测验显示他没有任何学习障碍，但是智商测验指出他的智力大约位于非常普通与轻微智障之间。有时候卡尔也会对父母说他非常恨他们，威胁着要自杀来报复他们。有一次他因为对自己施加了轻微的刀伤，所以得在社区医院住院接受治疗。

在第一次诊断面谈中，经过我们的敦促，卡尔叙述了以下这个故事：

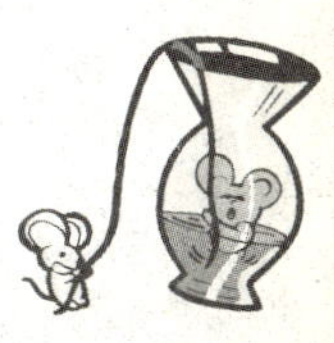

卡尔的故事

从前、从前，有一天，门牌47号的房子失火了，厨房跟起居室的天花板垮了下来。所有的人在房子烧掉之前都设法逃出了房子。但是我的邻居苏，烧成人干了。每个人看到房子烧掉都很难过，但还是有一件好事，因为房子在一个月后重建了。

结论：千万不要玩火柴，也不要玩炉子。

分 析

卡尔的故事是个特别有用的例子，不是因为它提供了任何新颖或具有启发性的信息，而是因为它证实了我们已经建立的临床直觉假设。这个故事不只显示这位儿童带有敌意与攻击性的期望达成了多少，更指出他的自我缺乏了免于冲突的问题解决模式。深具攻击性的儿童常常诉诸于回复原状的机制（"这间房子于1个月后重建"）来抵御他们摧毁性的欲望。这个故事也暴露出卡尔的自我统合性因为他表达的愤怒而受到多少程度的损伤：卡尔谈及他的邻居苏，说她被"烤成人干"，这显示他无法区别原始历程与次级历程的内容（就在几天之前，苏责备卡尔不应该殴打邻居的小孩）。虽然我们要求卡尔用虚构的角色与内容来创作故事，但是他使用的所有格代词及邻居的真实姓名显示，幻想与现实对卡尔而言不是两种独特的经验模式，而是同样层次的经验。

从故事的结论可以看出卡尔缺乏超我的结构。这个结论让故事带着训诫的意味，但是它所反映的既不是自我意识，也不是已经真正被内化的是非观念。这个结论与故事本身的关系就像爸、妈对3岁小孩说："不可以玩火柴喔，要不然你会伤到自己。"听来不真实，不过是附赠给治疗师的礼物，目的是要让这个故事较能为社会所接受。

虽然我们建议卡尔接受密集的心理治疗 (并且搭配对家人的协谈咨询)，但是他的家长对治疗的价值存疑，所以几个月后就不再让卡尔接受治疗。1年半之后当我因为他们急迫的要求而再次见到卡尔时，他已经出现严重的恶化情况。除了原来的攻击行为与日益加剧的自杀姿态之外，还对母亲发展出危险的性迷恋。不幸地，门诊治疗已经不再是个可行的选择，所以卡尔必须入院接受长期的青少年住院治疗。

搭配素描的故事

因为自发性故事是投射性的，而且所使用的方式仅仅需要大多数儿童早已熟习的基本语言能力，所以常是跨越儿童初期抗拒的有用工具。然而，对某些儿童而言，直接表达潜意识的幻想与恐惧常常会引发严重的焦虑反应，即使这样的表达已经借由投射性故事的形式而得到伪装。尽管如此，只要叙事本身不是完全出于自发，我们还是能够导引这样的儿童说故事。"搭配图画来想像故事"之所以有用，不只因为它提供了重要的心理活动信息，更因为在

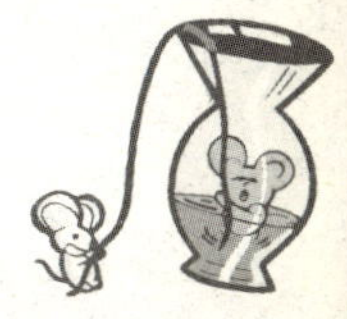

治疗的早期，它能发挥桥梁的功能，让治疗师与当事人建立情感联系且开启有意义的治疗沟通。在以下的案例中，透过素描的游戏，治疗师获得了丰富的投射性诊断资料。

□ 丹尼的案例

6岁的丹尼因为受到父亲的肢体暴力而被送到医院接受心理评估与治疗。虽然他的家族历史中充满父母激烈的口角，以及父母对丹尼与妹妹的心理虐待，但是两个小孩都未曾接受过评估或治疗。父亲将他推倒，撞上浴缸，他的脸部有几处割伤，眼眶也有淤血。在第一次面谈的时候，他脸上残留的淤血与伤口还清晰可见。他不太能进入状况，开始时对于治疗表现出踌躇疑惧的态度。他拒绝说故事，对于其他游戏活动也不特别感兴趣。经过两次令人挫折的疗程，我们才发现丹尼对于线条游戏有一点兴趣，即使这样，他也不是非常热情。

丹尼将我所画的扭曲线条画成一只蜗牛，接着向我叙述了这个故事：

丹尼的故事

从前、从前，有一天，一只蜗牛在草丛里跑着。然后他停在一个洞前面往里看，除了一片漆黑之外什么也看不见。然后，“唉呀”他就掉进了洞里。接着来了一只小猫咪，把他抓出来，然后将他吃掉。

分　析

这个故事包含了许多相当重要的元素，而且对丹尼而言是非常重要的早期沟通经验。丹尼叙述这个故事的语调非常沮丧且无助，故事描述他的自我经验：整个世界是个充满危险与恶毒力量的地方，时时威胁着他的心理与身体统合性。在我个人的经验中，遭受创伤的儿童常选择以蜗牛作为自我的象征，他不只呈现他的渺小与脆弱，更清楚显示他的防御模式：心理退缩。

虽然丹尼仍然对于创作自发性故事维持抗拒的态度，但是我们往后还是共同创作了许多图画故事。尽管他的家庭生活持续存在着不确定性与环境匮乏，他的焦虑与沮丧明显地减轻，而且也有了良好的进展。在他接受治疗的时候，父母分居，而他的母亲获得了丹尼与妹妹的永久监护权。丹尼的父亲被法庭判决缓刑，所以丹尼不再与他有任何接触。后来，他的母亲决定要带着两个孩子搬离这个区域，她说丹尼虽然偶尔会有些退步，但是对环境仍然持续保持良好的调适。

□　安妮的案例

当托儿所的老师看到4岁半的安妮故意且没有明显原因地伤害自己，他们开始担心。除此之外，安妮也狂热地着迷于各种恐怖的事，并且会跟其他儿童与师长讨论这些事。她的母亲表示，安妮的外婆在这些临床病征出现前不

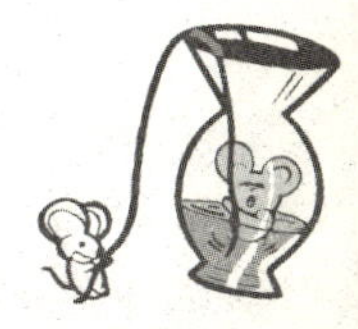

久过世，并且认为安妮的病征是来自于失落感所引起的忧郁症。其实，安妮真正的问题是母亲没有提供她精神支持，因为她的母亲仍然处于哀悼母亲的时期。除此之外，安妮之所以表现出反应性的忧郁症，是因为母亲几个月来与男友的感情关系日益亲密。她的父母在她出生前就已经分开，而且在母亲遇到现在这个男友之前，一直没有与其他男人认真地建立关系。她一直都认为要安排自己与安妮的生活，再加上全职的职业，会让这样的情感关系难以维系，甚至成为某种“负担”。

在几次尝试要导引安妮诉说自发性故事都告失败之后，我开始与她一起进行线条游戏。她显然很喜欢这种互动的活动，很快就完成一幅线条画，画的是一个小小的玩偶和很大的男人。接着她自动叙述一个故事，透露了完全在意料之外的信息：至少在两个不同的场合，一个13岁大的表哥曾经强迫安妮进去浴室，并且向她裸露自己，要她碰触他的阴茎。她很害怕，所以拒绝了这个要求。尽管如此，在家族聚会中安妮仍然必须面对这个表哥，因为她的母亲并没有认真看待这些事件。

安妮的故事解释了她的痛苦，并且澄清了相关的临床特征。

安妮的故事

他让自己赤裸着，小玩偶正在嘲笑他。他很巨大，小玩偶很怕他。他握住他身体前面的那个东西，走进浴室里。他要玩偶娃娃去握住它（她才两岁），而她不喜欢这样。

分　析

因为我相信安妮相当准确地呈现了性侵害的恐惧经验，所以我舍弃了以往诉诸故事隐喻的程序，单刀直入地询问这幅画与故事对她个人的意义（我同时也通知她的母亲，接着向儿童保护组织报告这个案件）。

将自己描述为玩偶深切地说明安妮在她所经历的创伤事件中感受到的无力感与脆弱。这个疗程过后的几个星期，安妮的病征逐渐消失，而且之后也没有再出现。虽然有部分原因是因为母亲已停止哀伤，同时对安妮感受到的被抛弃恐惧更加敏锐，但同样重要的是安妮能够表达创伤的情绪，并且得到治疗。

□　德瑞克的案例

10岁的德瑞克是个胖嘟嘟的害羞男孩，之所以被引介到家庭服务机构是因为他的学业表现日益退步，以及在学校与家庭中轻微的行为困扰。他跟姑妈一起住。自从德瑞克的母亲因为酒瘾而入院治疗之后，他的姑妈就担任起他的监护人。在社会福利机构与德瑞克本人皆同意的情况下，德瑞克在母亲出院进入中途之家后仍然继续与姑丈、姑妈住在一起，德瑞克接受治疗时的大半的时间都是住在

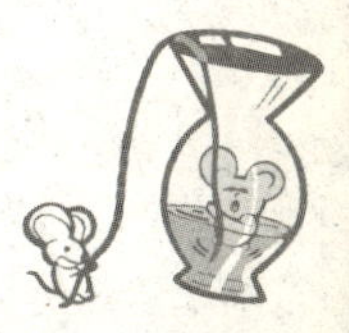

那里。在初期的面谈中，我发觉德瑞克相当合作，但是即使经过了几次诊断面谈，我还是不确定自己真的认识他，也不能了解他在学校行为的问题或困扰所为何来。在我的要求之下，他曾经尝试要创作自发性故事，但是他固执地表示想不出来。因为他所表现出的挫折感不像作假，所以我建议一起画画。德瑞克当下就表示同意，于是我们开始以线条作画。在我们轮流画了几回之后，我要他就完成的图画说个故事，他几乎不费吹灰之力就创作了一个故事，不再需要我的哄骗。

德瑞克的故事：这条河

这是一条疯狂且从不停止流动的河，而且河里住的动物永远不会死。河里也有永远都不会坏掉的食物。而且最重要的一件事就是，河里的动物绝对不可以顺流而下。另外，这条河是超好的，因为河水很好、很干净，这也是为什么动物不会死的原因之一。“这条河”最好的一件事就是，如果有人跳进去，然后赶快离开河，那么这个人就不会死。这条河最糟的一点就是，如果你待在河里太久，那么你一离开就会死。

分　析

德瑞克的故事包含了丰富的心理活动信息。与我之前所能获得的资料相比，这个故事更深入且翔实地描绘了这个饱受问题所苦的儿童。德瑞克显然藉由“这条河”来象征自己与母亲的关系；这段关系充满问题，而且为他设下了几乎无法跨越的障碍。首先，德瑞克的河是“疯狂”的，指涉了他母亲酗酒的行为。另外，相当重要的是子宫的意象，这条河似乎为居住其中的动物提供了保护，但是有个条件：他们不可以顺流而下 (德瑞克借此代表心理上的出生与个人化)。除此之外，敢于离开河流的人会永生不死 (或者可说是持久性的心理健康)，只要他们不在河水里待得太久。但是，如果有人在河水里待得太久，身体或心理上离开这条河后，必然会立即死亡。

这两难的处境暗示对于分离个人的心理挣扎，特别是“和解期” (the rapprochment subphase，Mahler et al.，1975) 的危机。随着我逐渐拼凑出德瑞克的早期发展，以及婴儿时期他与母亲的关系，这个假设逐渐获得额外的支持。德瑞克是一段短暂爱情关系的结果，而这段关系在他出生前就宣告结束。他从未与生父有过接触，而母亲也不肯与他多谈关于父亲的事。因为酗酒，母亲除了饮食等基本的生理需求之外，不能提供其他的支持。因此，他与母亲常常处在不同的心理时间。她与德瑞克的母子关系品质与强度都难以预测。有的时候她认为德瑞克是她活着唯一的意义，有的时候她觉得德瑞克是个沉重的心理负担。

由于母亲的支持既难以预测又不符合儿童的发展需要，所以他的客体关系相当不稳定，无怪乎德瑞克无法协调重修旧好的危机。德瑞克的故事强烈暗示着，河里的生

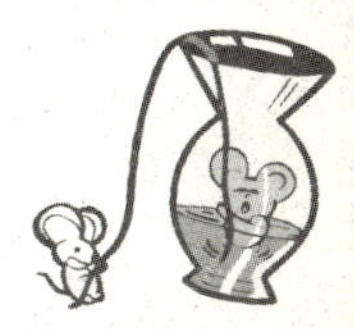

物之所以失败是因为他们不良的判断力及其他致命的缺陷，而不是这条河本身适应不良或怠忽职责，因为它无法帮居民决定自己需要何种补给，以及这个需要会持续多久。这条河不能提供力量或是免疫力，因为它本身两者皆无。在德瑞克的故事中，责任的担负者是生物本身，而这些生物很可能都是他本人的代表。

由于这个故事出现在早期的面谈中，所以它让我们对德瑞克本人，以及他从婴儿期开始就不停经历的心理创伤得到重要的体会，刚开始这只是临床的假设，然后随着治疗的进行而逐渐发展以臻完备。“这条河”的确是个意义丰富的陈述，在整个治疗的过程中都是我们重要的参考依据。

以评量为目的的故事

印象式证据与量化的研究资料似乎都肯定儿童的自发性故事也能在评估儿童治疗的进展时，扮演相当有用的角色。这其实不是新的想法，因为早在19世纪30年代戴斯柏与波特就透过他们对儿童故事的开创性研究而提倡这点。我们很自然会期望在治疗后期所叙述的故事中包含适应良好冲突的解决方式，并且会展出现较为成熟的自我功能。的确，许多有力的证据支持这样的想法：儿童会越来越能够在治疗后期所叙述的故事中添加早期由治疗师透过隐喻所建议的解决与适应策略 (参见第七章)。此外，这样的发展通常也让儿童在治疗室之外的生活中出现进步。

摘　要

虽然故事与说故事活动在诊断与治疗儿童时所扮演的角色逐渐受到肯定，但是儿童治疗师往往不会将自发性故事当作诊断与评估的工具。然而，故事能提供治疗师许多方面的珍贵资料，例如关于儿童心理内在结构、性格冲突与种种防御机制等。初次诊断所说的故事也可以当成“生命故事”，其中清楚地说明儿童最深沉的恐惧与冲突。由于这些议题往往不会在其他临床资料来源中呈现，所以自发性故事可以在诊断过程中清楚发挥出独特的功能。即便某些儿童的故事中没有这样的信息，它仍然能为治疗师提供珍贵的投射性资料，让治疗师能够建立甚至证实他对当事人的临床假设。也可以配合不带有结构的绘画，藉以帮助不愿创作自发性故事，或者单纯偏好如此组合的儿童。

第三章

叙事与其历史意义

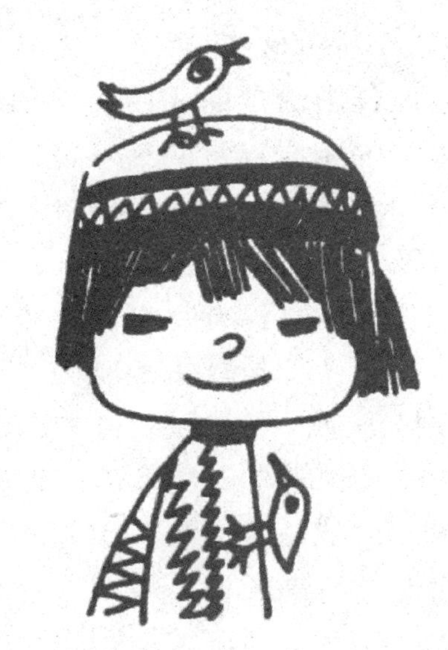

3

关于儿童诊断与评估的心理活动，文献一向强调资料的收集与整合，以此作为治疗的序曲。正如我们之前曾经讨论过的，治疗师在临床与日常两种环境下对儿童及其父母与兄弟姊妹所做的观察，配合儿童发展的历史、心理测验的报告、与师长及小儿科医师所做的会谈，都形成数据库相当重要的部分。其他建构有意义的治疗所需的元素包括自我与本我的发展、性欲与攻击的驱力发展，以及儿童防御机制使用的详尽信息。

以历史的脉络来考察现今仍被采用的评估程序，持续受到单一想法控制，也就是认为某些引起心理疾病的事件是引发儿童特殊病征与不满的根本原因。这样的想法让我们特别注意时间顺序，并且强调要透过历史脉络来了解心理病理学的发展。超过一个世纪以来，精神分析早已认为历史事件与其他现象是建构人格的重要因素，也认识到治疗师最终仍然需要解开它们所编织而成的精细网络，以便解释情绪困扰的“病原学”（pathogenesis）。

这样的想法创造了“互补序列”（complementary series) 的模式，其目的是估计疾病生成体质与经验因素的相对强度；同样的想法也衍生出常被认为是起源论的“后设心理学的观点” (metapsychological perspective)。这种起源论的观点要治疗师与病人透过重建过去来了解现在的处境，因为我们假设已经成为历史的过去仍会延续到现在，而必须透过历史的脉络来了解人类。弗洛伊德早期对于女性病患歇斯底里病症的起源所持有的想法，是所谓的“诱惑理论” (seduction theory)，它或许是我们开始强调精神功能障碍之历史缘由的主要原因。歇斯底里病源的原始理论之中，病征的出现可归因为病人所叙述的性创伤，而这些叙述被假设为可信的回忆。(Freud and Breuer，1895) 虽然弗洛伊德起初认为病人的确经历过性创伤，但是后来他认为这些叙述其实是精神病患的希望与冲突，它们从童年延续到成年，一直没有得到满意的解决。虽然这个典范转移是精神分析学说发展重要的一步，但是该学说对历史事件的强调仍然不变。精神分析仍然关注个人历史中重要的心理内在事件，以及经神疾病的发展过程。

历史与叙事的论述：理论性观点

唐纳·史宾斯 (Donald Spence，1982) 以批判的眼光检视了叙事真实与历史真实之间的区别，两者皆存在于精神分析的临床实践之内。他将叙事真实定义为：

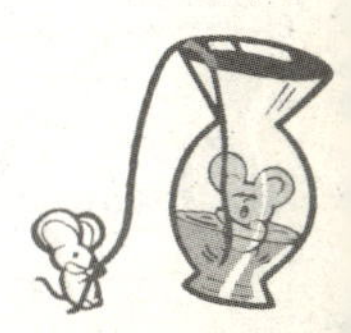

我们所采行的标准，借以思考何时某种经验会捕捉到我们的满足感。这个标准奠基于连续性、收束及每个片段的组合达成多少美学定性。当我们说如何、如何是个好的故事，当我们说某个解释带有信念，当我们说某个问题的解决必然为真，此时我们所思及的正是叙事真实。一旦某个论述建构达到叙事真实的标准，它就会跟其他种类的真实一样真实；这个新的真实就会成为精神分析重要的一部分。（第31页）

史宾斯认为叙事真实常常被误认为历史真实，并且指出有许多因素让这类错误非常容易发生。举例来说，就他的观察，弗洛伊德所认为，分析师必须带着不即不离的注意力倾听病患，这点从来就无法在临床实践中真正被严格遵守，因为分析师在倾听的同时也必须注意到“顺序、一致性与转变”（第22页）。就此意义而言，史宾斯认为分析师必须主动的倾听，并且将自己的建构、联想与“二次陈述”（secondary elaborations）安插进病患的叙述之中。史宾斯认为，这变成了共同创作的过程，而医师与病人共同完成的故事也许会、也许不会反映精神分析真正的目标——历史真实。他更进一步地扩大了这个论点，认为我们应质疑某些基本假设，包括分析所沟通者为何物、这些沟通是否会发生在共享意义的范围之内等。对史宾斯而言，这些议题都严重地威胁到精神分析理论与治疗在科学上的可信度。

事实上，其他人已经质疑是否可能从精神分析的资料中找出历史真实。薛佛 (R.Schafer) 认为“根本没有客观、独立，或者纯粹的精神分析资料会像弗洛伊德所说的那样，迫使我们”做出结论 (1980，第30页)。更精确地说，薛佛认为“心理病理学与生活史根本没有单一、必须、绝对的论述”。更进一步地说，“研究者关于个人行为的起源、一致性、全体性，与可辨别性种种未经验证的相关假设，绝不可能与单纯实证资料及精神分析技术分开”，无论传统的精神分析付出多少努力想让自己成为实证科学的一员 (1980，第30页)。根本说来，薛佛主张我们不可能不透过叙事的形式来建立精神分析的资料。薛佛也使用类似的相对主义式语言来描述精神分析的个案历史与治疗历程：他认为它们“诉说了人类的经历，而不是物理宇宙的材料与程序的评量或单纯纪录” (1997，第92页)。他也观察到精神分析的叙事并非根据单一的模型：克莱恩 (Klein)、苏立文 (Sullivan)、费尔班 (Fairbairn)，与柯胡所要求的叙事 (narrative) 结构不但与传统的精神分析不同，甚至彼此之间也大相径庭。故事的叙事与再次叙述，也就是病人的叙事与分析师透过诠释的媒介重新建构的叙事，会造成“原文彼此交织”以及叙事的多重转变。薛佛坚信这个过程是精神分析实践的根本。这项基本上属于诠释学的观点奠基于建构意义与了解人类经验的不同方式，所提供的视野不仅大异于临床的程序，也让我们用不同的方式了解心灵本身 (Mitchell & Black，1995)。

维德曼 (S.Viderman，1979) 认为，病患过去具有重要历史意义的经验其实不能真的被重新发现或是重新建构

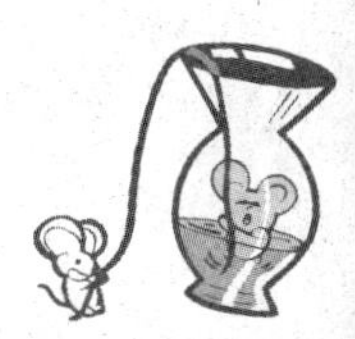

(暂且套用弗洛伊德所使用的考古学隐喻)，因为这些经验是以幽微且破碎的样貌存在。只有透过诠释才能让这些经验具有条理而能为精神分析理论吸纳。维德曼似乎也认为历史真实不仅难以掌握，更可能实属虚幻。诠释不再被认为是分析策略的组成元素，用以寻回被压抑的历史真实(尽管历史真实可能永远无法被寻回)，诠释这个技术目的在于开启新的可能，引介新的证据，并且在精神分析对话中以开创性的方式重新处理某些主题。

前面的论述是在成人精神分析治疗的架构下处理叙事真实与历史真实的性质，但是这其实偏离了本章真正的重点，也就是在儿童精神分析的架构下来讨论叙事与历史陈述的性质。现在我们要回归到儿童评估程序的讨论，它与成人评估有明显的差异，而这些差异对我们的讨论具有深远的影响。

儿童心理治疗中的临床评估

在动力论儿童心理治疗中，尽管客观的历史真实常常成为产生与确立临床假设的重要来源，临床评估的过程主要目的却在于主观与客观资料的搜集与合成。因此，评估的目的就是寻找历史真实，其结果将成为整个治疗过程的参考依据。

因所受的训练使然，儿童心理治疗师强调，临床的研究必须放在历史脉络的探索与分析架构之内。一旦治疗师与家长开始从发展的角度来讨论儿童的生命，就开始了追寻历史意义的过程，而且这样的追寻一定会冲击到治疗师对该名儿童的观点，即使与该名儿童的临床面谈所获得的资料与历史资料有捍格之处（尽管临床经验告诉我们，为人父母者可能不是忠实的历史家，但是我们通常会假设若由儿童来陈述过去的经验会做得更差，至少他们缺乏整合能力追忆5~6岁之前的生命史）。的确，有越来越多精细的工具可以收集现实的发展与其他历史信息、更详尽的病征；行为检查表及越来越全面性地量化资料可以更有效率地进行儿童治疗。其最终的目的是建立现在与过去的关系。尽管追寻儿童的历史与历史意义一直都是诊断过程的明显焦点，但是现在治疗师需要进行不同于以往的现象学工作。简言之，治疗师必须开启一场与儿童之间的叙事论述，借此强化儿童叙述自己生命故事的能力，其反映的正是儿童对历史真实沾染了浓厚的个人意义的体验。

儿童心理治疗的叙事

严格的心理治疗所使用的叙事论述让儿童个人独特的故事能够有良性的发展。这种叙事论述的各个层面显然与评估阶段对过去发展的探讨有所差异。首先，对时间顺序的重视以及强调回忆或以往纪录对个人有影响的发展典范必须退居次要的地位，因为成功的儿童治疗必须在非历史的脉络下发生。时间必须让位给“无时间/永恒”（time-

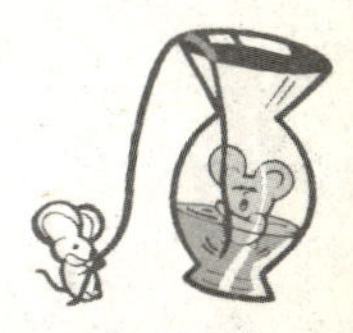

lessness)，而评估阶段中对于种种生命事件理性且照时间顺序的安排也就无用武之地，取而代之的是持续交织的主题与幻想、冲突与防御。儿童评估与儿童治疗的另一个差异让我们需要现象学加调整，而且这一点关系到儿童的沟通过程及这些独特的沟通内容。发展心理学令人信服地指出，非常年幼的儿童由于不擅长归纳与演绎等逻辑思考方式（Piaget，1969），所以更倾向于透过转换的方式来向自己与他人解释某个现象（也就是说，以个别现象解释个别现象）。当然，关于这点必然的推论就是，相对于成人而言，儿童较为依赖原始历程的思考模式。虽然我们并不难透过梦的解析与自由联想获得成人的原始历程材料，但是这种“语言”（也就是原始历程的沟通模式）已经变得陌生，也被次级历程的思考与推理所取代。儿童，特别是年幼的儿童身上，原始历程模式的发挥相形之下较未受到影响：在儿童自创的游戏及透过语言表达的幻想、故事与创作中，原始历程的内容相当轻易地就会出现。

另外一件任务更为复杂，让治疗师更难从评估转向治疗，亦即创造并维持必须的治疗环境，以强化并培养儿童叙事的能力。不仅允许儿童表达原初的幻想，次发的希望、恐惧或冲突；治疗师还必须从这些片段的沟通之中萃取出儿童的故事。除此之外，治疗师必须尽一切努力来了解逐渐成形的叙事，将之解释为儿童对于心理评估过程所关注的历史具有独特地了解。治疗师若没有从最早的接触点来思考儿童的叙事，那么这个叙事的内容与流动就会受限，无可避免地导致不良的治疗结果。

正如前述，治疗师与儿童之间的和谐关系破裂，可能是因为治疗师为了判定叙事的准确度而将历史真实强加到儿童的叙事之上。尽管这样的架构会让治疗工作具有一致性与连续性，但也可能会造成儿童与治疗师之间的隔阂，因此导致不良的医患关系。儿童治疗师必须相信儿童发展中的叙事具有其独特的真实性，这样的态度也就是文学家与艺术家所谓的“自愿暂时搁置自己的怀疑”。

自发性故事

动力论儿童心理治疗有许多技术都可以成为协助儿童进行叙事的有效工具。治疗师透过各种表现性的游戏活动来创造互信的氛围，以及建立与儿童的情感联系。游戏技术有非常多的选择：不同的玩具、游戏媒体与游戏活动会吸引不同发展阶段的儿童，而且儿童会很快透露自己最大的兴趣与偏好。当然，治疗师本身具备的长处与限制都会影响到游戏的性质与种类。

自发性故事，无论是完全不依赖外在刺激的故事，或是搭配没有结构的图画游戏者，都特别能诱发儿童叙事。其主要原因有二：首先，倾听故事或者叙述故事是年幼儿童熟悉且接近经验的沟通模式，这种活动会提供13岁以下的儿童许多乐趣。其次，儿童诉诸隐喻的故事较不受治疗师的影响，而这个特点在其他治疗游戏活动中比较不容易达到。现有的广泛研究讨论运用儿童故事的各种方式，无

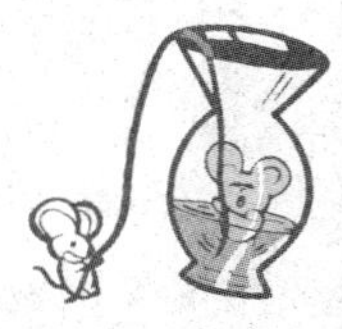

论是搭配或不搭配艺术创作、社会剧（sociodramatic pray）及治疗游戏，或者是动力论儿童心理治疗的技术与方式。

以下的临床案例彰显了自发性故事作为儿童叙事表达媒介独特的特征，并且建立了儿童叙事作为历史叙述的独特性与重新建构的重要性。除此之外，治疗师必须要对儿童独一无二的版本保持同理心。最后，只要自发性故事被当成儿童叙事载体的同时，更成为诉诸隐喻的治疗性沟通媒介，它们就会显现治疗师对叙述过程的参与所能发挥的力量。

□ 杰德的案例

杰德是10岁的小男孩，另一个心理治疗师将他转诊给我们，好进行个别治疗。与他同住的家人还有他的母亲、继父、5岁的弟弟以及年仅1岁半的同母异父的妹妹。杰德非常聪明、可爱，拥有天马行空的想像力，看来非常适合接受个别精神分析式治疗。他的身材矮小，看来非常脆弱。治疗刚开始时，他也在小儿科内分泌诊所接受仔细的观察。在生长图表上他处于低于百分之五十的位置，因此引起医师的关注，担心他罹患了心理社会侏儒症（psychosocial dwarfism）。后来这个可能性被排除，但是身材过矮一直都是杰德在治疗中被提及的问题之一。

杰德与他的母亲狄女士的关系相当病态。他与母亲已经同住了六年，而她一直就将他当成行为不良且讨人厌的孩子。尽管她偶尔表现得有能力克制她对杰德敌意与攻击性的感受，有时候她却摆明了对他充满敌意。杰德的弟弟出生之后，他们母子的关系急剧恶化，因为狄女士认为弟弟比较可爱，也比较听话。

杰德与生父几乎没有什么接触的机会，因为他是个前科犯，住在该州遥远的另一边。因为这样，所以杰德没有机会纾解在这种拒绝与敌视的环境下所感受到的痛苦。更甚者，他还经历了一连串痛苦且受创的失落经验：他的叔叔最近被控对一群小男孩进行鸡奸。过去几年，他的小妹妹 (现在杰德还将她的照片放在皮夹里) 与另外一个较大的表妹因为“婴儿猝死症候群” (sudden infant death syndrome：SIDS) 而过世；在杰德接受我的治疗后不久，跟他非常亲近的一个年轻人，同时也是姨母的未婚夫，被外婆买凶加以杀害，之后外婆也因此被控一级谋杀罪。

将杰德转诊给我的心理治疗师是位女性，她治疗杰德一年多，也已经有成效。虽然如此，她觉得杰德急需接受男性治疗师的辅导，因为他仍然无法解决父亲遗弃所造成的问题，也一直被叔叔遭到逮捕及准姨丈被杀这两个创伤经验所纠缠。对杰德或他的家人而言，这样的转变并不容易，但是在我们开始进行治疗不久，他就能够讨论这些事了。

杰德似乎特别偏爱我在初期面谈中所提议的非结构性绘画以及互动说故事，后来这几乎成为他在每个疗程必备的功课。这是杰德说的第一个故事：

杰德的故事：蜜蜂亨利

有次蜜蜂亨利看到一棵蓝色的云杉树，他飞着、飞着

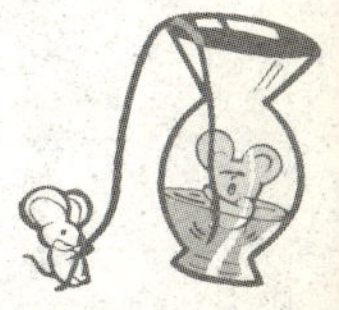

就落到树上，然后他看到一朵很美的蓝色花朵，所以他就跑过去想要搜集一点花粉。之后他看到一栋蓝色的房子，就飞向房子的窗户。那里有一座蓝色的台灯，然后他飞进灯里，就烧焦死掉了。故事结束。

分　析

虽然这个故事不长，但是它却引介了往后的疗程中开始发展的丰富叙事。当然，蜜蜂亨利是杰德的代表。亨利被描绘成孤单的角色，他那搜集花粉及向台灯寻求温暖的努力被描绘成充满危险的旅程，最后导致了他的死亡。亨利几乎没有什么真正的满足，他的生命里充满孤单与虚假的希望，因而导致这无法避免的结局。这座台灯似乎暗喻杰德试图与家人建立的关系：亨利看到温暖与启蒙的希望，却无法拥有真正的亲密关系，因为代价实在太高。杰德叙述这个故事的语调及无法自制地重复使用“蓝色”，两者都表达了故事主角与叙事者必然感受到的沮丧与无助。除此之外，由于蜜蜂的渺小与带有毒性，它成为杰德的完美代表，杰德身体与情感的脆弱也创造了他强大且具有摧毁性的敌意或攻击性感受。

一个星期之后，在我们第二次诊疗面谈中，杰德叙述了以下这个故事，同样也搭配着线条绘画游戏而成：

杰德的故事：臭鼬汤玛斯

从前、从前，有一只臭鼬叫做汤玛斯。有一天他出门时，天色非常阴暗与凄凉。开始下大雨，打雷，闪电，就在他开始觉得害怕的时候，他看到一把雨伞。虽然他很努力要去捡那把雨伞，但是雷还是打中了他的尾巴。尾巴烧焦的他赶快跑，用力跳到雨伞下面。雨伞就被雷打中，于是他就死了。故事结束。

分　析

如果我们说在第一个故事里还有一点点抱持希望的理由，那么这个故事真的一点希望都没有。这个故事说的是一个儿童，对他而言这个世界是一个危险的地方，充满着恶意的力量，必须冒着被消灭的危险向外探索与采取行动。杰德也以“臭鼬”代表自己，这种动物必须偷窃其他动物的食物才能生存，这需要聪明才智。杰德就像臭鼬一样，透过隐形与欺骗来获取微薄的资源，而且总会感受到迫切的危险。

杰德似乎很高兴我在他说故事的时候记笔记，有一次他还称呼我是他的“秘书”。他叙述以下的故事时，我们已经从诊断与评估的阶段进行到正式治疗的阶段，所以我更有信心提供具有治疗性故事响应他。以下的故事是在治疗了几个月之后杰德叙述的，在故事中我们可以见到杰德提供了新的而且重要的主题。

杰德的故事：小小吱吱叫

从前、从前，有一只小小的“吱吱叫”。他喜欢在别

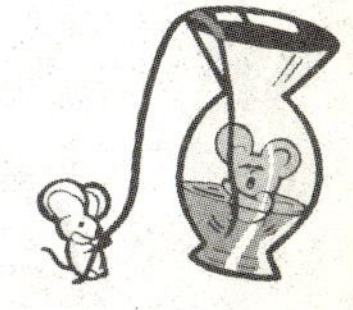

人的房子里走来走去，去“吱吱叫”。他会到处“吱吱叫”，然后在回家的一路上大声“吱吱叫”。他过世之前，还在“吱吱叫”，然后在他死去之后，其他人就“吱吱叫”。

结论：如果你吱吱叫，别人就会对你吱吱叫。

分析

在这个故事里，一只小老鼠般的生物似乎卖力进行一连串的尝试，与自己身边的人进行对话。就像蜜蜂亨利与臭鼬汤玛斯一样，小小吱吱叫不太成功，最后壮志未酬。尽管故事的结论显然缺乏希望，却暗示这些为了沟通所做的努力具有价值。我认为杰德的故事如此小心翼翼，所要表达的正是他希望能与周遭的世界进行更有意义且更令人心满意足的对话，而且我相信我自己正是他的目标之一。虽然如此，故事却没有肯定小小吱吱叫自己有能力改变这个无情与悲剧性的结局。即使小小吱吱叫死亡也只不过是几声呜咽。

在如此理解杰德的故事之后，我说了以下这个故事作为响应：

治疗师的响应：小小吱吱叫

从前、从前，有一只小小吱吱叫，他常常到处走动，用很高的声音吱吱叫。他会在这里、那里“吱吱叫”，会到别人家里，还会到其他很多的地方。好啦，过了一阵子人们开始担心他，所以他们就找了几个专家来。这些专家替他做了检查，但是他们认为他的心脏、肺脏，还有他的骨头、血液一切都很正常。他们被搞糊涂了，最后他们找了一个语言专家来。这位专家仔细倾听小小吱吱叫很长一段时间，然后他用录音机为"吱吱叫"录音。这位专家用慢速来听这卷录音带，终于听出小小吱吱叫在说："拜托多注意我一点。没有人愿意听我说话。"这位语言专家于是帮助他，让小小吱吱叫能够慢慢说话，让其他人能够更了解他。

结论：如果人们隐藏自己的感觉，或是透过没有人能够了解的方式来表达，那么他们就不会被别人注意。如果你要人们注意你，听你说话，那么你必须慢慢地说，清楚地说，还要直截了当。

讨　论

这个响应企图要肯定且处理小小吱吱叫的痛苦，也就是杰德隐藏且未被响应的诉求，希望他人同情、认识的诉求。同时，透过隐喻所呈现的治疗将杰德的故事放在新的框架内：在响应的故事中，呈现小小吱吱叫与"语言专家"之间的对话。最后，响应的故事修改了原有故事的结局，让小小吱吱叫能够与语言专家一起合作，更成功地表达自己的心理需要。响应的故事结论自然地衔接原来的故事，加入了具有治疗意义的沟通，诉求的对象是儿童的本

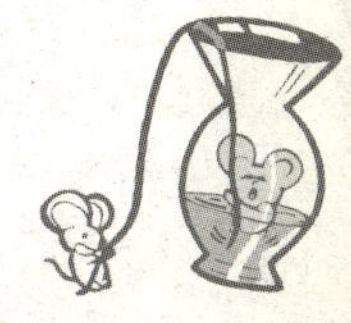

我。也就是说：如果你努力要被了解，那么就有可能得到别人的承认、同情与注意。杰德似乎很喜欢这个故事，还要我再说一遍。即使连“小小吱吱叫”的声音都能够有人倾听的想法非常吸引他，也让他确定，无论自己想用什么声音说话，都一定能够被听见。

不久之后，杰德的母亲和老师与我联络，表达他们对杰德的担忧，因为他在一天之内就发生了两个危险事件：他企图想要搭垃圾车的便车，还冲到一列行进中的火车前想要挑战它。幸运的是在两个事件中他都没有受伤。在接下来的疗程中，他对于两次危险行动可能造成的悲剧似乎浑然不觉，也不清楚是什么原因引发了这样的行为。不过，他还是诉说了以下这个故事：

杰德的故事：牛仔比尔与树

每个人都听过牛仔比尔的故事，其实那都是谎话。我要告诉你真正的故事。有一次牛仔比尔骑着马漫步在墨西哥湾的海岸边，牛仔比尔快要撞到一棵树了。他看着那棵树，想着：“这棵树的形状很奇怪。”他一直想，但是想得太过头，所以他就撞上那棵树了。这就是牛仔比尔的下场。

分　析

事实上，在这个故事中，杰德透露了导致他以危险行动表达情绪的动机之一。牛仔比尔 (杰德个人的代表) 被描绘成孤单的人，沿着墨西哥海湾进行漫长的旅程。牛仔比尔不仅判断力薄弱 (他已经看到那棵树，却还是撞上它)，似乎还有丧失自我感的反应。他觉得那棵树看起来很“奇怪”，这个想法如此纠缠着他，引发了许多焦虑，所以才让他撞上那棵树，因此死去。“撞上那棵树”可以解释为一种战斗的方式，用以抵抗那种难以忍受而且充满麻木感觉与内在死亡的自我状态 (ego-state)。牛仔比尔撞上那棵树是为了要抵消这种难以忍受的死亡状态。也就是说，这是一种“反分裂的策略” (counterdissociative solution)，借此解决伴随着人格分裂离经验而来铺天盖地的焦虑感。就像牛仔比尔一样，杰德也感受到内在的贫乏与死去，有时让他十分痛苦。

对这个故事有所了解之后，我体会到杰德危险的行动对他而言是类似的反解离策略 (我们毫不意外地发现，在这两个事件发生之前不久，杰德的父亲来探望过他。由于杰德对这次的探望感到非常痛苦，所以可能为了要消除这个经验所引发的巨大焦虑，采取人格分裂的主要防御工具，这导致他以危险的行动来反制持续的内在死亡感)。因此，我叙述了以下的故事来响应：

治疗师的响应：牛仔比尔的真实故事

牛仔比尔是个养牛人，常常在墨西哥海湾骑马溜达。他一个人的时候，有时会觉得非常空虚，而且所有东西看来都变得好陌生、好奇怪。他会很害怕，想要让自己好过

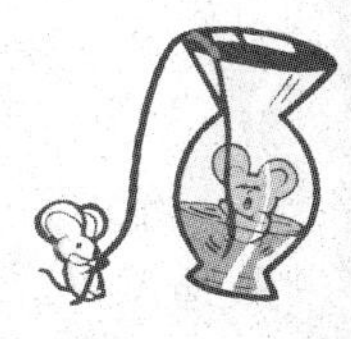

一点。有时候他甚至会伤害自己，会做危险的事，像是跑去撞树好让自己不要害怕、不要悲伤。但是，如果他觉得孤单，也可以提醒自己，这样的感觉不会持续下去，他一定会好起来的。有时候，跟马儿说说话也不错，或者也可以找个伴陪他一起旅行。这样他就不会再感到孤单，也不会再有奇怪的感觉或可怕的想法了。

结论：如果你觉得孤单与空虚，就开口表达自己的需要吧。

不好的感觉不会永远跟着你，它们会走开，你也可以让它们离开你，只要在感觉很糟的时候，伸手拥抱人群与动物。

要抛开不好的想法与感受，除了伤害自己之外，你还有比较安全的方式可以选择。

讨 论

我响应的故事所要传递的治疗信息希望达成几个目的：帮助杰德面对并检验他透过牛仔比尔这个角色持续感受的空虚与孤寂；让杰德知道我很清楚他迫切需要排除这些难以忍受的想法与感觉；还要提出建议，让他以几个比较安全的选择来取代危险行动。响应的故事包括提醒他“不好的感觉不会永远存在”，让故事增添一点希望。在儿童枯竭而饱受争战的自我与治疗师自信与重视现实的乐观态度之间建立了一座桥梁。

随着治疗关系更加亲近，杰德开始叙述截然不同的故事，反映出他的叙事行为已逐渐发展出不同的面向。

杰德的故事：亚斯华的“鸭”

从前从前，有一只来自亚斯华星球的“鸭”。他看起来很糟，而且每个人都取笑他，因为他擦地球人的护唇膏。这个护唇膏是樱桃口味，而且他也是别人虚构的线条画。所以他就离开地球，去寻找发明他的那个人。所以没有人知道他现在在哪里。故事结束。

分　析

杰德流畅地表达了他因自己瘦小的体格而忸怩不安。然而，更重要的是，他表达了主角对自我身份与一致性的追寻。这个故事显示杰德对自己是谁、自己像谁、他如何来到世上，以及自己是否在时间与空间中都具有一致性等问题感到困惑。杰德觉得自己像个外星人，他的行为常常让别人觉得很奇怪，让别人不敢靠近。虽然“鸭”能够穿越银河，但是他必须要擦“地球人的护唇膏”来保护自己的嘴唇。他是个很奇怪、很脆弱的外星生物，最后终于不留痕迹地消失。

我响应的故事企图要处理这些问题，也要重新导入早期与杰德以故事对话时使用的治疗式沟通。随着儿童与治疗师的版本相互交织，他们之间的叙述逐渐稳定，形成一个故事，而一再叙述这个故事正是治疗的本质所在。

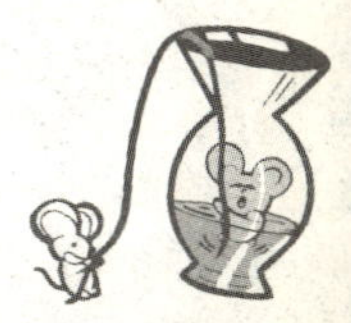

治疗师的响应：亚斯华的“鸭”

从前、从前，有一只来自亚斯华星球“鸭”。这个“鸭”心里非常难过，而且他的家人常常忽略他，因为没有多余的时间管他。他很想跟其他的孩子一样，但是总因为觉得自己与他们不同而很难过。有时候他觉得自己好像根本不存在，可以就此消失，没有人会注意到。他非常想要知道自己是谁、从哪里来，所以他就去拜访一个历史家，他专门帮助别人了解自己的历史。这个历史家开始与他合作，让彼此都能够对他有更多了解，但是这样的工作得看“鸭”有多愿意透露自己的心事。因为这样，他们的工作需要很多时间。

结论：了解自己是谁不是件容易的事，但并不是不可能。

讨　论

响应的故事中增添了历史家这个角色，他的功能是协助个人对自己的个人历史有新的认识。这个角色其实就代表治疗师。在我响应的故事中也重新导入两个在早期故事中相当重要，同时也是原始“鸭”故事的次要主题——杰德在家里遭到忽略及他的忸怩不安。

杰德在治疗结束前叙述了这个故事，充满希望的语调跟他早期叙述的故事形成非常强烈的对比。

杰德的故事：小小的旧房子

从前、从前，有一间小小的旧房子位于一座结冰的山顶上，正往下滑。住在房子里的人很害怕，但是他们还是设法安全地着地了。他们出门去，发现一间破旧的木屋，里头的火炉正烧着火。他们打开门，发现没有人在家，于是他们走进去，坐在火炉旁边。他们坐下来以后，有个老人走进木屋，看到他们冷得发抖。那个老人就让他们待在房子里，直到他们想到办法回到美国。故事结束。

分　析

这又是一个具有多重意义的故事版本，它最显著的特征或许就是充满希望的语调。心理治疗将这栋老房子从结冰的山顶上带了下来；对杰德而言，这个过程显然包含某种危险，但是这个过程也给他的未来带来更多希望，远胜于他过去与现在之间冰冷的疏离。他似乎也将我描绘成那个“老人”，而将治疗描绘成温暖而滋养的中途站，通往他最后的目标“美国”。故事中的“美国”可以视为整合而稳定的自我，是杰德希望透过治疗而获得的结果。

虽然治疗师表达自己对儿童叙事的兴趣一向是个重要的能力，但是在与像杰德这样受到严重创伤的儿童进行治疗时，这样的能力绝对是不可或缺的要素。只要治疗师能够敏锐的参与，即使抱着最严重抗拒心理的儿童也都会容忍甚至欢迎治疗师一同重建他以往的叙事结构，并且创造

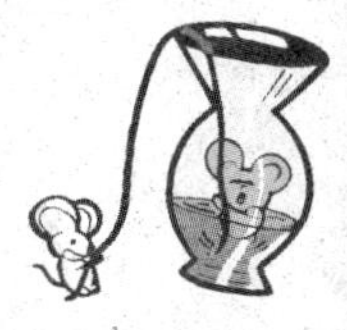

新的故事。

摘 要

正如我们对杰德的案例深入探讨所显示的，治疗师参与儿童叙事的改变，对儿童会有真正转变的能力。在这章中，我们探索了临床儿童治疗中历史/发展研究与叙事论述所产生的辩证张力。我们检验了叙事论述的过程所扮演的独特角色，它必须依赖治疗师与家长共同努力，以建立并整合历史资料。我们也处理了治疗师在发展与支持儿童叙事时复杂而敏感的职责。最后，我们也指出自发性故事是通往儿童叙事这条康庄大道的有效工具。

第四章

特殊案例与童年的问题

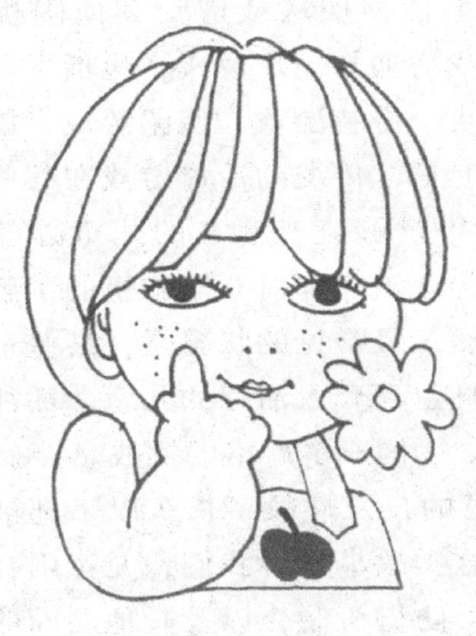

4

传统上，治疗罹患精神疾病或遭受其他困扰的儿童时，会配合多样的游戏活动与治疗模式，包括了玩水、素描、捏粘土、玩偶游戏、扮装游戏、傀儡游戏，以及其他游戏式的治疗技术。但是，传统的治疗游戏在某些案例中就是无法让治疗师获得足够且有意义的儿童心理活动信息，或者不能有效地传达治疗师对儿童叙事的了解，以及让治疗的过程更加自然。最常见的状况是，某些最需要治疗师表示同情与了解且主动介入治疗的儿童，往往也对激活与维系互为主体的论述构成了严格的挑战。

如前章所述，儿童的自发性故事长久以来都被当成临床资料的重要来源。这类故事告诉我们，儿童内在的心理结构、个性中的冲突、防御机制，以及其他层面的自我功能；也让我们知道儿童客体关系的本质与程度，以及儿童维持自我与客体一致性的能力。透过故事，我们可以探索儿童不正常的希望与幻想，了解儿童自我的发展与凝聚性，判定儿童较高自恋形式的表现，以及儿童个性的其他面向。在互动说故事与其他游戏技术的临床架构之下，治疗结果是使儿童叙事有适应性发展，而造成的改变包括较能适应现实的防御机制、调整情感与容忍失望的能力提升了、严苛而过于自我惩罚的超我被驯服，以及自我结构的强化。

互动说故事是有用的技术，无论对于性格出现严重失序的儿童，或调适困难、遭受神经官能性冲突 (neurotic conflict) 的儿童都相当有效。以下的案例是将互动说故事运用在三个迥然不同的临床状况：第一个是儿童必须调适环境的危机；第二个是个混血的女孩发生了脱序的自我客体关系；最后是11岁大的男孩身上出现了初期边缘型人格的病征。

□　重探西恩的案例——响应环境的危机

7岁的西恩住在群体之家，他是前头“两只猫”故事的作者 (参见第二章)，从治疗初期起他就表现出对叙事活动的兴趣。因此，叙事活动就成为每周两次疗程的固定活动。对于我跟他而言，这是个相当幸运的发展，因为若非如此他根本不喜欢我们所进行的治疗。事实上，在这个案例中，叙事过程稳定并强化了脆弱的治疗关系。故事本身具有桥梁的功能，为每次治疗提供了某种结构与一致性。同时，这些故事也逐渐让我进入西恩的内在世界，而我响应的故事也传达了我对他的了解。

西恩在治疗中期叙述了以下的故事。尽管这个故事的焦点是有关抛弃/拒绝的主题，但是它却与西恩所处环境

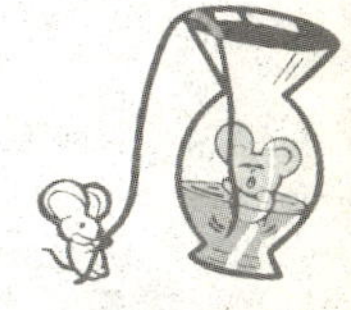

中发生的一个事件有直接的关系。在之前几个星期，西恩所居住的团体之家“处遇父母”与其他职员的关系急剧恶化，这对夫妻不再参加职员的会议或相关活动。他们甚至在准备好全体人员的食物之后就马上离开，不与其他人员一起用餐。

这对夫妻在团体之家引发了许多争议，因为他们不能也不愿达成某些要求，而这些要求又是其他成员认为完成儿童治疗的必要条件，所以这对夫妻就宣布辞职。面临如此强烈的负面情绪，没有人想到习惯上这种场合应该要办告别晚宴，因为众人似乎都觉得讨厌的事物消失了倒好。因此，他们惊讶地发现在这对夫妻离开的前一天傍晚，团体之家的儿童计划并安排了小小的告别派对，而就在这天傍晚，西恩在治疗时叙述了以下这个故事：

西恩的故事：国王与王后

从前、从前，真的是很久、很久以前，是好几个世纪之前喔，我的意思是说，那是好久、好久、好久以前喔，其实，这不过是几天之前啦 (笑声)。有一个 (暂停了一下) 小小的国王跟他的妻子 (也就是王后) 住在英国。他们过着幸福快乐的日子，也就是说，当他们第一次变成国王跟王后时，完全不熟悉……嗯……这样的职业、工作、特殊专长或梦想吧。好啦，他们看过很多发生在 (其他) 人身上不好的、奇怪的事情。其他的国王会派很多人追捕某个人，或是派一只龙，你知道吧，就是派那种“火龙精灵”

去追捕某个人；最不可思议的是，这是真的。

他们变成了国王与王后，然后就为世界带来和平，也不加税什么的。大概是4年之后吧，国王辞职了，因为他已经68岁了。他刚开始当国王的时候才65岁，喔不，是64岁。现在他已经68岁了，所以他决定辞职。那些人办了一场很大的舞会当作给他们的惊喜。国王与王后却不知道有舞会。整个国家的人都来到城堡里，而且他们都祝福国王前途无量。他们烤了很大的蛋糕，有两个、四个、六个蛋糕，跟房间一样大。每个人都分到一块。每个人都喝了酒、牛奶，或是樱桃汁，甚至他们想要喝的饮料 (暂停一下)。

好啦，国王与王后真的很惊讶，而且从那一天开始他们就不再吹牛说自己是最好看的人或什么的。所以，从那天开始，国王与王后就 (只) 是一对普通的夫妇了，但是人们很喜欢他们。从那天之后人们也都认识了他们。巧的是，国王与王后死在同一天，也就是王后死的那天国王也死了，或者说国王死的那天王后也死了，反正就是这样吧。他们死掉了，所以每个参加派对的人，或者每个住在那个国家的人都参加了派对……嗯……都参加了葬礼，而且每个人都很难过。有些人哭了；有些人很难过，但是不觉得这有什么好哭的。我的意思是说，你要知道，他们真的很难过，但是他们不想哭。还有一些人有点高兴国王死掉了，那些人是属于负面那边的人，那些人被别人讨厌，所以他们就拿国王出气。

所以从那天开始，国王与王后就飘离到很远、很远的另一个世界。我是说，那是距离这里好几亿、好几兆亿英里，

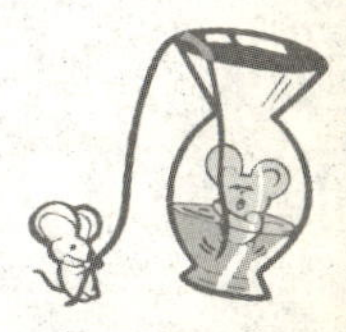

无限远的地方。我是说，其实就在隔壁而已。故事结束。

结论：嗯……己所不欲，勿施于人。

分　析

在这个特别的晚上，西恩显得不寻常的安静与自制，这样的态度和故事本身形成很大的对比（"……他们烤了很大的蛋糕，大约跟房间一样大"等等）。我还没有任何暗示，他就一头栽进故事里，这也跟他以往的态度相当不同，因为在商谈的一开始他往往会先叙述团体之家里的重要事件，或是过去一星期来特别的事。虽然我听到他的故事当下的感觉是西恩就像其他住在团体之家的孩子那样，正在为失去"处遇父母"而挣扎，但是我也发现故事中重要的动力元素跟他过去叙述的故事形成了某种平行的关系(包括第二章里的故事)。一方面显示叙事过程会彰显儿童定期重现的核心冲突；另一方面也指出这些故事能够为治疗师提供宝贵的经验，以评估儿童适应策略的发展。以下是我响应的故事：

治疗师的响应：国王与王后

从前、从前，有一个国王跟他的妻子，也就是王后。他们住在遥远的地方，而且这个故事发生在好久以前。好啦，不管怎样，这个国王与王后在他们都很老的时候才开始统治这个国家，而他们所统治的国家有很多问题。他们的臣民，也就是住在这个国家里的人，有各式各样的问题，所以他们需要善良且公平的统治者，也就是国王与王后，他们需要公平的人来帮助他们。当国王与王后来到这里，他们心怀善意，真的很想尽力帮助这个国家的人民。

刚开始，他们做得真的很好。他们对自己想要做的事有很高的理想，有各种高尚的目标，想要帮助国家里的人民达成期望。在他们统治的初期，也就是在他们刚开始管理这个国家的时候，每件事都非常顺利，而且人们也都很高兴，普遍说来是这样。但是一阵子以后，他们开始……做一些很奇怪的事情，而且包括臣民，还有我们所谓的国会，也就是那些制订法律来帮助国王与王后的人，都开始讨厌起国王与王后来了。国王与王后两个人都很老了，已经六十多岁。

最后，他们的问题终于到达最高点，而且国王与王后和国会之间的冲突变得很明显，另外他们与统治的臣民也发生了许多冲突。国王与王后最后终于宣布他们要离开，不再统治这个国家，因为他们觉得自己的统治没有效率，他们也不想要担任统治者了，因此就对人民与国会宣布这个消息。而每个人的反应都不太相同。有些人很……该怎么说呢，刚开始他们觉得被拒绝，觉得很受伤，然后他们就变得很生气。有些人则非常悲伤且沮丧，而且有些人哭了，另外一些人却哭不出来，因为实在太难过了。另外有一些人则是觉得……嗯，这么说吧，他们看过太多国王与王后了，所以怎么样都无所谓。他们一点都不在乎，因为总会有其他的国王跟王后……就是这样，对于国王与王后

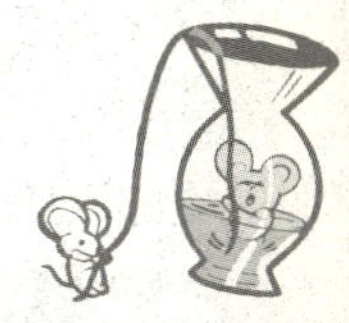

要离开这件事大家的感觉都不一样。

尽管对于国王与王后的离开人们感受到相当的负面情绪，他们还是决定要在国王与王后离开这个国家之前，在城堡里举办一场饯别派对。人们从远方带来了异国的美食，也带来了各式各样的饮料：有啤酒、红酒、水果酒、果汁、牛奶，还有大家都喜欢喝的饮料。另外，虽然很多人都对国王与王后要离开很难过，甚至很生气，还是决定要借这个派对来感谢国王与王后在短短的时间里对百姓的照顾。

于是国王与王后离开了。他们离开的时候，有些人还没有克服自己的负面情绪，所以偷偷在心里希望国王与王后赶快死掉，而且也幻想国王与王后快要死了，以补偿他们因为抛弃自己的子民所犯的罪。他们离开了，还有很多工作没有完成。但是，过了一阵子，很多百姓都有了不同的想法，也开始理解到这些情绪——也就是希望国王与王后死掉——在那个时期是相当正常的感觉。也就是说，他们理解到国王与王后并没有完成他们说要做到的事，有些时候，他们并不是公平与公正的统治者，被自己的百姓仇视与怨恨，他们是罪有应得。

所以，他们不见得会从此过着幸福快乐的生活。没有人知道，因为他们已经离开这个国家，而且去了很远、很远的地方，很少回来探望百姓，所以没有人与他们有什么接触。

结论：有时候，国王与王后不见得是公平与公正的统治者，他们也会有连自己都无法解决的问题。

在某些情况下，人们有时候会感受到无法控制的愤怒与仇恨，想说："我真希望国王与王后死掉。"或："我希望国王与王后死掉，因为他们离开我们，拒绝我们。"在某些情况下，这些感觉很合理，但是，成长的意义就是学会接受国王与王后就像老百姓一样，也会面临许多问题。我想这就是故事的结局吧。

分析与讨论

西恩的故事与失落有关，他透过戏剧来表现对分离的反应。一般而言，分离被视为所有造成焦虑的状况中最基本的一种，而且这解释了故事所呈现的不同情绪反应。

这个故事以十分戏剧性的方式表现分离。将分离视为死亡非常符合婴儿或是幼儿的反应 (也就是说，与父母的分离都是永远的)。故事中，国王与王后的死亡可能是一种被过度确定 (overdetermined) 的元素，因为它也代表了防御性的敌意 (如果你离开我，那么我希望你死掉)。在第一个故事中，人们对于国王与王后同时死亡的"巧合"而有的感受与情绪反应，可以视为说故事的人自身的情绪反应："有些人哭了；有些人很难过，但是不觉得这有什么好哭的，所以他们不想哭；还有一些人有点高兴国王死掉了，那些人是属于负面那边的人。那些人被别人讨厌，所以他们就拿国王出气……"

为了要保护自己免于焦虑与持续的沮丧，西恩所采用的防御机制包括投射、合理化，与建立距离。他也企图说

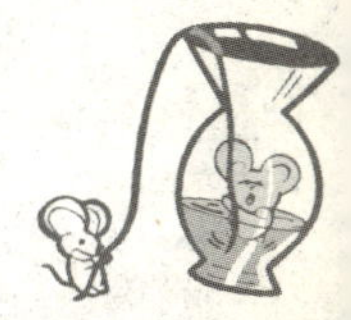

服治疗师，让他相信自己对国王与王后的死亡没有任何责任。不管是真实或想象的责任。他告诉治疗师，那些“属于负面那边的人”才该为这么可怕的想法负责。西恩运用时间与空间的方式也值得注意。他似乎告诉我们：“我透过与我自己保持距离全力抵抗另一次分离所带来的痛苦。我希望这发生在好几亿年以前，在好远、好远的地方，而且是发生在别人身上。”

西恩的结论拷贝圣经里的金科玉律[6]，是为了消除先前所表达的负面感受，并且也是另一个防御策略。也就是说，无论它多么破绽百出，说故事的人“收回”先前所发泄的愤怒，想要创造出和谐且可为社会所接受的印象。或许有其他更为适切且表现真正负面情感的圣经教训充斥在整个故事里，这个教训来自于摩西的律法，也就是“以牙还牙，以眼还眼”。

西恩的故事毫不掩饰地再现整个团体对于处遇父母离去的反应，也同样清楚地呈现了西恩内心为了补偿另一次失落所做的努力。叙事技术的投射性让西恩可以用较为安全的方式来表达他对团体之家出现危机的感受，而这些感受是他刚开始治疗时无法公开讨论的。

治疗师的故事相当清楚，企图响应两个从儿童的故事中抽离出来的信息。第一，虽然小时候我们常常认为大人有智能能够解决最困难的问题，但是这其实不是真的。第二，成长的一部分就是要学会平静地接受痛苦的分离与失落，并且带着同情心去了解其他人的缺点。

在那次治疗之中，西恩简短地讨论了处遇父母离开团体之家的决定。有趣的是，尽管他的故事不容置疑地指出他对这个失落的深刻感受，他却否认自己对这件事有任何悲伤、痛苦或者愤怒的感觉。一直到几个星期之后他才能够坦承自己那天晚上非常难过。

接下来的几个星期甚至几个月，西恩的故事逐渐显现他的进步：在治疗的初期他几乎完全依赖注定失败的冲突解决机制，随着治疗完成的阶段越来越接近，他也更加频繁地运用较能适应环境且冲突性较低的解决方式，我们也发现他在团体之家的行为及调整情感、克制冲突的能力都有了相对的改变。在后来的故事中，西恩仍旧表现出某些冲突，但是他调适环境的策略有了长足的进展，再加上自我观察所赋予他的洞见，让他能够更好地处理这些冲突。

□　罗莎——产生耗竭性忧郁症的混血儿

罗莎是个聪明、迷人且善于言辞的小女孩，7岁半的时候她的母亲第一次带她来接受治疗。她的母亲是个30多岁，拥有专职的白人女性。罗莎的生父是个大她母亲好几岁的非裔美籍工人，他们结束同居生活几个月之后，她的母亲就生下了罗莎。罗莎与生父的接触机会并不多，每两三个星期他们才会见一次面，只是有时候她的父亲要不是取消会面，就是毫无通知地缺席。

罗莎长得很高，身材结实，有卷卷的头发跟淡棕色的皮肤，是个非常吸引人的小女孩。她的母亲之所以带她来接受治疗，主要是因为她在学校出现了急剧恶化的行为问

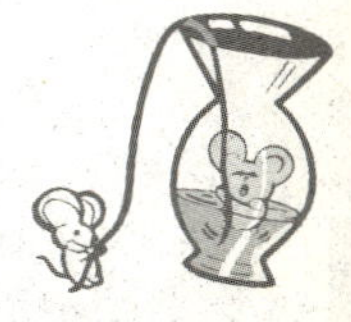

题，越来越具有攻击性且非常不愿合作。但是她的母亲对她也有别的焦虑。在家里罗莎变得很傲慢、充满敌意，似乎最轻微的事也会引发她的情绪，还常常抱怨自己有各式各样的疼痛。她很“怨恨”自己皮肤的颜色，很讨厌自己，讨厌所有黑人，而这些都让她妈妈非常困扰。除此之外，罗莎也会肆无忌惮地公开从事强迫性手淫，尽管她妈妈自认态度开放，但是这样的行为还是让她感到被冒犯，而且非常焦虑。

从罗莎在治疗中做的第一个创作中，我们可以发现她清楚地意识到自己混血儿的身份：我请她画一张家人的画，在她的画里，她将自己描绘成一半黑、一半白，而其他成员包括父亲、母亲，还有外婆都是用单一颜色。当我问她，如果她有三个愿望，那么她最希望什么。她立刻就说要变高一点，希望所有人都是直发，她自己的头发也要又长又直，这样她就可以“绑马尾”了。应我们的要求，罗莎画了一张画，里头有房子、大树，还有个悲伤且看起来很孤单的小女孩从狭窄的窗户里偷偷向外看。这间房子画得毫无想象力，大树没有树枝，树干上有个大洞，整棵树显得非常紧张、受到抑制。

罗莎觉得自己跟别人不一样，而且很不可爱。她很疏离、很孤单，就像她画里那棵树一样，耗尽所有、空虚。事实上，这正是一种“耗竭性忧郁症”(depletion depression)，而种种行为问题与强迫性手淫都只是这种心理疾病的病征。然而，短时间内，罗莎就非常期待每个星期的治疗接触；回顾这段过程，我相信她的热诚一定是来自于早期的“理想化转移作用”（idealizing transference）。

在刚开始的治疗中，她叙述了这个故事：

罗莎的故事：鞋带

从前、从前，有一只鸟的名字叫做鞋带。他想找个朋友一起玩，但是害怕这个朋友会取笑他的名字。他希望自己不是那么喜欢鞋子，这样，或许妈妈就不会叫他鞋带了。他希望他能改名。故事结束。

分　析

当然，在这个让人一目了然的故事中，这只不快乐的鸟就代表罗莎，同时也是她叙事中很重要的元素，会在往后的治疗中逐渐发展成形。在搭配故事的图画里，罗莎将鞋带描绘成一只棕色的大鸟，有黄色、绿色与红色的羽毛。这只鸟希望能够改名，藉此改变他的身份。他感到孤独和空虚，认定自己无论再怎么努力，也不会有人认真地对待他，跟他交朋友。他无所适从，与现实脱轨，将悲伤与孤独的现状归咎于自己与母亲。

这个故事直接、有力地指出，她因为自己混血儿的身分而在社交生活与心理调适上发生困难；另一方面，这个故事也告诉我们罗莎的自我结构所隐含的匮乏。罗莎故事中的鸟并不是因为环境的侮辱而采取防御性的退缩；相反地，他似乎一开始就觉得自己无法面对外在现实。

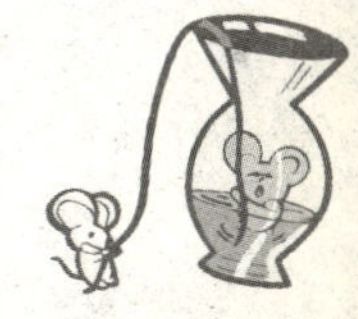

经过几个疗程之后，罗莎修改了我所画的一幅线条图，并且叙述以下这个故事：

罗莎的故事：受困于绳圈里的鬼

从前、从前，杰伊到乡下去玩。他四处走走，看到一个小小的婴儿鬼魂受困在绳圈里。这个鬼不能将自己的舌头收回嘴巴里面，因为绳圈绑得太紧了。杰伊试着要帮那个鬼，但是那个鬼很怕他。故事结束。

结论：人们应该善待婴儿鬼魂。

分　析

这个婴儿鬼魂就像前一个故事里头的鸟一样，有点缺乏生命力，因为他也害怕人际接触会再度伤害他的自我统整性，这样的恐惧却也加深了他的痛苦与焦虑。受困于绳圈里的鬼是很不搭调的意象，它印证了罗莎的全然无助。这可不是普通的鬼魂，至少他绝不是那种会吓到人的鬼。他不只阴暗而无形，更异常脆弱。他迫切希望有血有肉、可靠强壮的人对他伸出援手。由这个婴儿鬼魂的恐惧可以追溯到她对失去同情心的恐惧，这反映了罗莎的焦虑感，担心自己的自我客体需要会受挫；她认定这样的结果不只会发生在她的现实生活中，也会发生在治疗室里。这个被箝口的鬼魂似乎代表了罗莎最大的恐惧，也就是害怕与别人的关系与精神生活必须元素的关系都被切断，似乎也暗示她身体感到不适，这些不适可能包括心因性的腹痛与恶心（不能将舌头收进嘴巴里的鬼魂是个很反常的意象——就解剖学的角度看来，这样的外貌跟箝口格格不入——可能代表罗莎充满敌意与不愿服从的行为，罗莎的母亲与老师都曾为此感到担忧）。

了解罗莎所创造的故事之后，我叙述了以下的故事作为响应：

治疗师的响应：受困在绳圈里的小女孩

从前、从前，有一个小女孩，她的心里感觉很糟糕也很难过。她真的非常难过，所以有时候会想象自己是隐形的，就像鬼魂一样，而且没有人会注意到她，也没有人关心她，甚至没有人能够看到她。这让她觉得真的有够难过，觉得很恶心，就像有人拿一条绳子绑住她的脖子一样。她的嘴巴被箝住，很难呼吸。这让她非常害怕，所以最后她去找人讨论这件事。慢慢地，她跟这个人一起努力将绳子放松，并且让自己变回真实的人，因为她其实并不是鬼魂。

讨　论

在罗莎的故事里有个人曾经想要帮助她松开绳圈，那个人的名字叫做杰伊，听起来很像杰瑞，也就是许多小病人用来称呼我的名字。我运用了这两个名字之间的相似

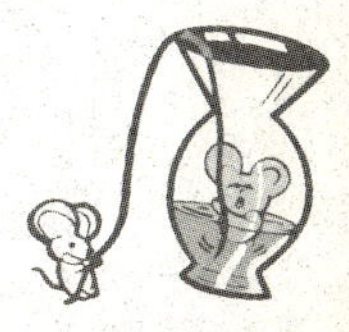

性，在响应的故事里加入治疗师的代表。跟罗莎故事里的杰伊不同的是，这个人带着同情来协助那小小的鬼魂。双方一起将这个破碎而阴暗的生物变回真正的人。虽然为了让这个故事更接近真实的生活经验，我在故事里改变了鬼魂的性别，由原来的男性变成女性，但是就算我没有改变鬼魂的性别，故事本身的治信息也不会因此减弱。

接下来的几个月，我们的治疗关系愈来愈密切，因此先前位于萌芽期的移情特征在罗莎的游戏与故事创作中占据越来越显著的地位。罗莎的移情作用经历了几次改变，包括三种自我客体移情作用的元素，也就是镜像反射、理想化投射，以及伙伴关系（Kohut，1984；Brandell & Perlman，1997）。一个相对而言较为稳定的理想化移情作用逐渐形成，因此证实了罗莎是因为“理想区域”（idealizing realm）发生了创伤性的失望，才造成她的发展停顿。这个创伤性失望是因为她父亲持续的情感失败让他无法成功地扮演理想化的家长，因此无法成为罗莎的自我客体。也就是说，长期以来他都无法提供女儿力量、稳定与承诺的形象，偏偏这些形象正是她迫切需要的。

罗莎的另一个故事表达了她最大的希望及恐惧：

罗莎的故事：来自另一个星球的生物

从前、从前，有一个来自另一个星球的生物。他来到地球，想要看看这里的人是什么长相。他说他看起来跟他们很不一样，因为他身上有各种各样的颜色，还有一对竖起来的耳朵。第一次遇到地球人的时候，他们说：“天啊，真奇怪。他看起来跟我们不一样耶。”他觉得很不高兴，因为那些人对他很不好。他试着要改变自己的长相，希望别人不再取笑自己。人们觉得他看起来很奇怪，因为他们从来没有看过像他这样的人。那些人说：“让我们来检查你是不是真的人。”他们觉得他穿的衣服是伪装，但是他说自己没有伪装。他试着要向他们解释每件事，因为他想多看看地球这个地方，可是他们不相信他。他想找个律师，但是没找到。后来他看到一个律师正在过马路，他告诉那个律师为什么自己到地球来，那个律师相信了他，于是将原委解释给那些人听。那些人愿意听律师的话，所以他们就跟那个外星生物握手言和。故事结束。

分　析

独特的痛苦自觉让罗莎与身旁的人产生距离，所以她才将自己描绘成来自外星球的生物。在故事里，她迫切地向律师寻求协助，只有透过她与律师建立起来的关系才能让其他人接受她。那个律师 (代表治疗师) 相信她的说法；他流畅且深具说服力的代言让罗莎的陈述具有力量与权威。这里我们可以清楚地发现一个类似的移情关系，因为罗莎想要在移情关系中加以吸收消化的正是治疗师的力量与稳定，她努力想让这些素质内化为自己的人格。

经历一段时期的治疗，当我们在她的故事与其他创作中都能轻易指出代表治疗师的象征时，就代表治疗即将结

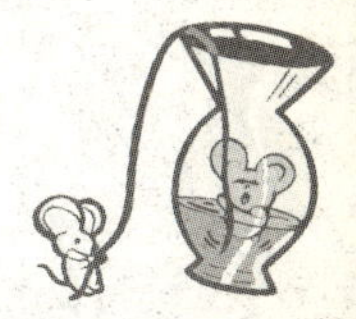

束的最后转变出现了。在罗莎的自创故事中，代表她个人的角色开始发挥某些功能，而这些功能在先前只能透过某些自我客体（譬如前一个故事里的律师）的帮助才能达成。这样的改变反映罗莎透过转移内化（transmuting internalization）的过程，逐渐培养出内在的力量、自信与稳定；在此之前，这些素质都是向治疗师"借用的"。以下的故事是在最后一次治疗的六个星期之前所叙述，非常明白地说明了上述的现象：

罗莎的故事：鲸鱼

从前、从前，世界上有一只鲸鱼。他很大，而且身上有三个很大的黑斑。其他的鲸鱼要不是蓝色的就是灰色的，而且一点斑点都没有。这只鲸鱼觉得自己很不一样，因为没有任何鲸鱼长得像他，而且，有时候还会有一两只鲸鱼游过来问他为什么跟其他鲸鱼都不一样。这让他心里非常难过。他不听他们的话，因为每个人都跟别人不一样，而且他很喜欢自己的长相，他觉得自己满好看的，因为他就是他。他认为自己就是自己，不是别人，所以怎么样都好看。就算有人认为他没有别人好看，他也不会相信他们，因为他相信自己。

结论：跟别人不一样也很好，因为这样你就会很特别。

分　析

这个故事由治疗师先开始叙述，因此与平常的互动说故事技术不太相同（关于治疗师与儿童合作叙述的故事，参见第一章的相关讨论）。这次罗莎要求我先开始叙述故事。我不太愿意这么做，因为不确定这样能否获得她心理活动的相关材料，然而我还是决定顺应她的要求，因为我相信罗莎想测试我公平及同情的限度。然而，我告诉她，我只愿意替她叙述故事的开头，而她必须发展这个故事，并且做个结束。她很快就答应这样的条件了。

我叙述了故事开始的几个句子，而她很热心地将这几个句子抄写在我们合作画出“有三个大黑斑”的鲸鱼旁边，然后罗莎就完成了这个故事。对于鲸鱼的悲伤与疏离，她所提供的解决方式跟她之前的方式并不相同：故事中并没有出现力量强大的调解人来帮助烦恼的鲸鱼；相反地，这只鲸鱼能够安慰自己，控制自己的焦虑，并且从所有生物都不同的事实中找到安慰。除此之外，这只鲸鱼更能够吸收其他鲸鱼对他的评语，而不会觉得深深受伤或是认为自己是个怪胎。

罗莎之前所叙述的故事中，处于同样的情境时，罗莎承受这些伤害的能力并没有像在这个故事中那样完备。由于我深深为她的故事所展现的适应策略与健康态度所感动，所以没有提供任何故事作为响应。相反地，我直接告诉她，我很喜欢这个故事，并且承认我没有什么可以补充的。罗莎似乎有点惊讶，她很高兴听到这样的话，而且一点也不觉得失望。

同时，罗莎的母亲告诉我，她的女儿在学校没有再发生任何行为问题，在家里也不再那么生气、不听劝诫，她

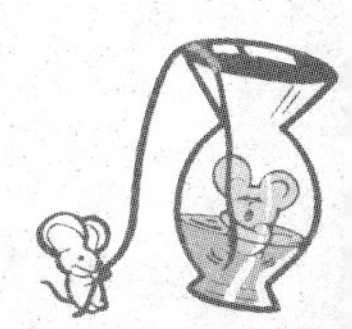

也有一段时间没有生理病征了。尽管她仍然继续手淫，但是不再像过去那样频繁且迫切，更好的是，她现在愿意尊重母亲的要求，只在自己的房间进行。

有鉴于她各方面都有所进步，所以我决定停止治疗。罗莎表达了某些矛盾的情绪，但是她也知道自己其实“不再需要接受任何治疗”。除此之外，她还说，她想多花点时间跟朋友一起玩。身为混血儿当然让罗莎面临许多困境，但是她真正的问题还是来自于对父亲的“创伤性失望”（traumatic disappointment）。罗莎之所以容易对“自恋型轻视”（narcissistic slight）采取羞愧与愤怒的反应，以及她那时高时低的自尊，两者都是受创与发展不良的自我结构所造成。自我结构之所以出现这么严重的损害，正是因为缺乏父亲的力量与支持。因此，罗莎父亲自我客体的失败被转移，成为罗莎的缺陷，所以一旦面临到环境的变迁，她就无法控制自己的焦虑。罗莎只须借由治疗的关系来弥补这些结构性的不足，她就能够修补自我结构中的缺陷，如此一来，治疗就可以慢慢地步入尾声。

与边缘型儿童说故事：治疗的考量

相对于拥有较高功能（highed-functioning）的儿童，边缘型儿童在接受治疗师的帮助时往往会产生很多临床困难与移情/反移情的问题（Chethik，2000；Giovacchini，1992；Mishne，1992；Robson，1983；Ekstein，1966）。这些儿童之所以对治疗师构成很大的挑战，不仅仅是因为自我功能的许多问题及显然相当原始的客体关系，更是因为他们常居住在致病且破碎的环境里。尽管针对初期边缘型人格儿童的治疗在讨论儿童故事治疗的文献中所占的比重不高，但是我发现在处理这类儿童心理疾病时，互动说故事可以发挥相当良好的功效。但是有一点必须要注意：由于边缘型儿童常常会运用原始防御作为防御策略，所以有些儿童偶尔很难控制强大的情感“流动”，即使这些情感是透过故事的角色表达。除此之外，这些儿童可能因为某些病态的主题及原始的心理冲突被付诸语言，内在的结构因而崩溃。因此，治疗师应该要将注意力集中在单一的故事元素上，借此帮助这类儿童处理铺天盖地而来的焦虑或情感。事实上，治疗师甚至可以主动地将自己安插在儿童的故事中，与他们共同参与叙事，而不只是进行互动说故事的程序（我少数几次采取这种策略，都是针对某些有严重心理疾病，容易产生“代偿机能失调”(decompensation)，而且对现实的掌握能力非常脆弱的边缘型儿童）。

□　哈利的案例

哈利10岁，个子很小，协调性很差，戴着厚厚的眼镜，镜架还用条绳子绑着以免弄丢。他没有什么吸引力，带着浓重的鼻音。此外，他卖力发出的语句里还会夹杂不恰当的笑声，仿佛将这当成每个句子结尾的标点符号。他显然表现出病态的人际关系想象，几近恐慌的焦虑、偏执性的观念，以及普通严重的冲动。他容易发生退化的行

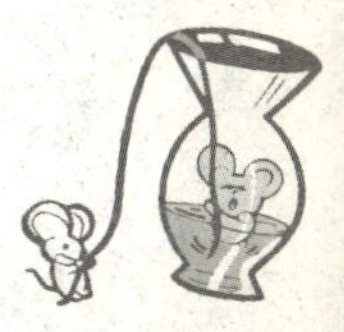

为、攻击性的情绪表现，以及幼稚的行为表现 (例如：踢人、咬人、随意尿尿等)，而情绪的快速转变更是家常便饭。他惯于说谎，更常将所有的责任与冲突推卸到别人身上。他没有亲近的朋友，而情感与观念的幼稚更让人不愿与他共同进行治疗工作，至少刚开始是如此。

哈利的母亲有严重的心理疾病，不但非常不稳定，并且过分依赖他人。她最近被诊断出边缘型人格与躁郁症，已经几度因为严重的发作而进医院。她常常会大发雷霆，而且每次发作都会延续很长的时间，此时身旁的人无论如何平抚或安慰她，她都完全不听。相形之下，哈利的父亲较为稳定与可靠，虽然有时候他无法有效地应付哈利的母亲。哈利跟父亲的关系健康很多，而且每次当母亲大发雷霆、退缩逃避，或是歇斯底里的时候，这样的健康关系就会变得非常重要。

刚开始哈利对治疗保持戒心，因为他难以将治疗医患的关系与他在学校和老师相处的经验分开，但是他逐渐放心在游戏室活动。虽然刚开始有点惶恐，但是他也表示希望能与我一起说故事，因此说故事活动也几乎成为每次治疗的必备项目。以下是哈利早期说的一个故事：

哈利的故事

从前、从前，有个探险家拥有一艘自己的船。他住在一个岛上，但是没有人跟他一起住。他是漂流到岛上的(没有人能够帮助他回家)。他在地上发现有人挖了一个洞，洞底住着一个精灵，而那个人遇见了他。那个精灵住在非常、非常、非常深的地方。他住在比熔岩及石头更深、更深的地方。那个精灵说他没办法离开那个洞，因为空气中的氧气跟氢气会伤害他，但是他有一群同样具有魔法的助手精灵。这10个助手都来帮助这个人，所以他只要掌舵就好了。那些由精灵的魔法所造出的机器人帮忙做其他的事。然后，精灵就回到洞里去了。那个人现在20多岁，顺利地回到家，在快乐村找到他的父母，然后跟他们永远住在一起。

结论： 探险的时候，千万不要一个人跑得太远。

不要一个人跑到太远、太远的地方。

分　析

哈利就像德瑞克（参见第二章）一样，受困于玛格丽特·马勒等人（Mahler et al.1975）所谓的“和解危机”（the rapprochment crisis）中：他想要走出病态的母子关系，却无法形成稳定的客体关系或统一的自我意识，也缺乏必要的内在心理结构以便进入外在的世界。在哈利叙述的故事里，主角（也就是他个人的代表）常会只身涉险，因此要不是无法回家，就是得面临危及生命的事件。在这个故事里，他将自己描述成受困于荒岛的探险家，并且将我描绘成带有某种理想与神奇力量的精灵，让我的助手“拯救”这个受困的探险家并且送他回家。我倾向认为这类故事透过隐喻呈现了早期某些充满强烈情绪的探索经验。这也是

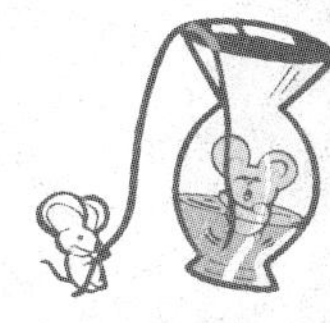

马勒所说的“练习” (practicing)，亦即早期想脱离共生关系的尝试。在正常的发展过程中，这个阶段会逐渐退位给和解与和解危机，经过了艰困且千辛万苦的过程之后，自我认同才会稳定下来，达成一致的客体关系。但是在哈利这类儿童的案例里，由于一些复杂的原因，儿童并没有形成一致的客体关系或是稳定的自我认同。之前连续几个星期的治疗，哈利都将我描绘成一个透过魔法来解决别人问题的精灵，所以我在治疗的响应中强调精灵的法术是有限的。于是在这个故事里哈利承认精灵的局限 (也就是他没办法离开洞穴)，但是却将先前属于那个精灵的神奇、理想化的移情特征转而赋予他的10个助手。事实上，这个故事所提供的问题解决方式仍然让人不满意，而且反应出哈利倾向透过严重的退化来逃避抛弃感带来的惊慌与焦虑。

有了这样的了解，我于是叙述了这个故事作为响应：

治疗师的响应

从前、从前，有一个探险家离家到很远的地方，漂流到一座荒岛上。他非常、非常的难过，也非常、非常的悲伤，因为他怕自己永远都不能再见到自己的父母。他发现一个地洞，爬了下去，觉得里面非常温暖却也黑暗。地洞里住了一个精灵，那个精灵对他说话，让他觉得好过很多。他问那个精灵有没有助手可以帮他找到需要的东西，好让他设法回到父母身边。但是那个精灵说他和他的助手一出他们居住的地洞就会失去所有法力。那个人最后只好离开地洞，并且找别人来帮他修理船。他终于找到帮手，得以回到快乐村，找到自己的爸妈，跟他们永远住在一起。但是他也想要当探险家，最后他决定跟另一个也喜欢探险的人一起出去闯荡。

结论：如果你不冒不必要的危险，当探险家其实非常安全。只要你遵守游戏规则，想去哪里探险都可以。

解决问题不能凭借神奇的方法，只有认真努力才能做到。

讨　论

我响应的故事引进并介绍了一种情感，这情感常被边缘型儿童所抽离，要不然就是透过原始的方式加以防御。在故事中我讨论探险家因为迷路所感到的悲伤，也指出他担心自己不能再见到父母的恐惧。故事中的探险家害怕，但是哈利的探险家却从不表达自己的感觉。我使用地洞这个象征，强调它是躲避外在世界的桃花源，一个让他能够舒服一点的地方，但是我同时也强调，精灵与他的助手都有局限而非万能。人最终都必须找人帮助且努力解决问题；没有魔法，也没有人能够替你做你该做的功课。哈利一方面希望出外探险，另一方面却又害怕会被摧毁，因而在两者间矛盾挣扎，这也是我想捕捉的重要元素。在我的故事里，出外探险的希望拥有更强的力量，足以压倒退化性的退缩。我也鼓励哈利：人不一定要单独出外探险，我的探险家找到搭档一起出海航行。

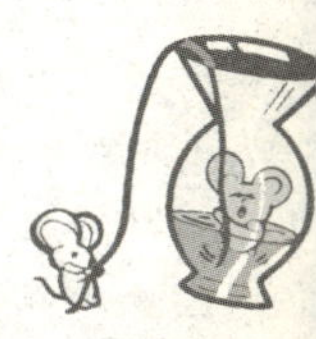

几个月之后哈利叙述了以下这个故事，在里头他深刻地描述自己在母子关系中是如何难以满足：

哈利的故事

很久、很久以前，一座小岛上住着一个小男孩跟他的父亲。离他们住的地方大概五十英里远的地方有一座火山，已经要爆发了，那个小男孩却不知道这件事。在小岛的另外一边，有一座火山也准备好要爆发。小男孩没办法逃离这两座火山，而这两座火山都开始爆发了。他努力想办法不让自己被火山吃掉，所以他认为唯一的办法就是挖地洞。他花了两天的时间一直挖、一直挖，第三天他挖出一个房间，然后在里面休息。第四天，他又开始挖，然后地洞又通到地面上了。他离火山还是太近，所以还是有危险。因为火山爆发，小岛上已经一棵香蕉树都没有了，而香蕉树却又是岛上唯一的粮食。小男孩又开始挖洞，而且一直挖、一直挖，最后挖到一个洞穴里，发现里面有很多他喜欢吃的食物。他在里面也看到原始人，但是那些人开始追赶这个小男孩，他被困在岛上。他一直逃到岛上最高的山顶，在那里他看到火山已经停止爆发了。他决定要试着逃离这个小岛，但是此时又有另一座火山爆发。他登上了父亲的快艇，父亲发动引擎，然后他们就出航了。那些原始人继续追着他们，距离很近，几乎快抓到他们了。这对父子不知道该怎么控制这艘快艇，于是他们又迷路了。他们将船停下来，这时鲨鱼开始绕着这艘船游来游去。小男孩的父亲打了一只鲨鱼，然后开着快艇逃开。可是这艘快艇翻船，这对父子就淹死了。然后，小男孩就醒过来，发现这是一场梦。

结论：千万不要逃。

分　析

故事里的小男孩代表哈利，而那位父亲则代表了哈利心中的父亲形象。那些非常具有破坏力的火山则象征着母亲的愤怒，以及她对整个家庭的摧毁性冲击；同时，这些火山也象征哈利本人的愤怒。小男孩跟他的父亲一心只想保护自己不受伤害，并且设法获得必须的口粮/心理满足来维系自己的生命。故事中的父亲对小男孩非常照顾，努力想要获得彼此最大的幸福，但是他也相当没有效率且缺乏能力：他不知道该怎么控制自己的快艇。尽管故事的最后一句话设法要抵消这样的冲击 (小男孩醒过来，发现这是一场梦)，在故事的结尾，恶意的力量却追赶上两人，并且将他们摧毁。故事的结论既不乐观，也不特别实际，因为“千万不要逃” 不是一个可行的解决方式。

以下是我响应哈利的故事：

治疗师的响应

从前、从前，有个男孩住在一座小岛上。有时候这个小男孩非常孤单、非常害怕，尤其是火山爆发的时候。这

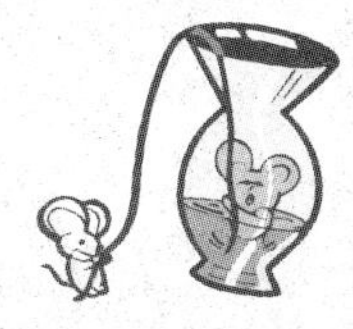

个男孩花了很多时间想办法让自己安全而不受到伤害，但是有时候他会对火山的状况判断错误，因火山爆发而受伤。他常得进入火山的区域，因为只有那里有香蕉树。即使有时候他逃离了火山，却还是有别的危险等待着他。这座小岛上有些原始人，如果他们看到这个小男孩，就会来追他。这个小男孩的父亲是个非常强壮的人，所以必要的时候他都可以去找爸爸帮忙。他的爸爸有一艘快艇，而小男孩正在学习如何操纵这艘快艇。虽然开船出海有点危险，但是如果你知道规则，这些危险就不会发生。

结论： 一旦火山开始变得阴暗，你得赶快走远一点，找别人跟你一起作伴，陪你玩。

讨 论

在我响应的故事里，这些火山并非象征哈利的愤怒，而是代表母亲的“情感风暴”。我的故事强调主角的发展，给予他更好的判断力与更精准的观察，并且提供不同的方式来解决获取“口腔满足”（oral supplies）的问题。也就是说，如果哈利的母亲处于正常的情绪状态，他就可以向她寻求满足，但是若她变得太歇斯底里、退缩或是愤怒，哈利就应该向别人寻求这类的满足。此外，跟哈利的故事不同的是，我的故事也强调自主活动的安全与优点。

大约两年之后，我跟哈利一起进行的治疗必须要结束，因为我将到另一个地方任职；因为这样，我安排哈利接受另外一个同事的治疗。在我们一起进行治疗活动的最后几个月，哈利有了些许的进步，但是他还是很难控制自己的攻击性，他仍然继续借由冲突的行动，以及某些幼稚的防御（退化、向外投射及投射性认同）来抵抗自己的焦虑感。尽管如此，他整体的自我功能显示他更有能力控制强大的情感，也显示除了充满冲突的问题解决方式之外，哈利也开始发展出某些适应良好的策略。特别是他更愿意在母亲无法提供情感支持的时候，去找他的父亲或其他情感上很平静的人。

面对治疗的结束，哈利表达了他的焦虑与悲伤，而这样的情绪也出现在他所叙述的故事里，时间则在我们最后一次面谈的三个星期之前。

哈利的故事

很久、很久以前，有一只有问题的企鹅。他不会游泳，不知道该怎么到达吃饭的地方。他通常都跳到一只大动物的背上，却不知道自己该怎么到吃饭的地方。之后那只大动物就离开了。他请一个企鹅朋友教他该怎么游泳，所以那个企鹅朋友就来教他怎么做。朋友扶着他进到水里，而这只企鹅就以为自己能够游泳了。“看这里。”他说。但是其实他正站在一只杀人鲸的头上。那只企鹅逃到附近的一座冰山上，那只杀人鲸却开始啃那座冰山，让冰山越来越小。那只企鹅开始朝岸边游去。好啦，从此之后他就知道该怎么游泳了。

分 析

虽然哈利的故事很像卡通故事，但是它也动人地描绘了哈利对我们治疗关系结束的惊慌与焦虑。哈利选择以不能飞的极地鸟类来代表自己，身旁围绕着许多随时会出现的危险。他焦虑地担忧，不知道自己能否从新的治疗师那儿得到必须的帮助；他还担心自己可能会死去，因为大动物 (代表我本人与哈利的父亲) 没有教他必须的生存技术就离去了。的确，哈利的代表在这个故事里存活了下来，安全地到达岸边，好像接受冰水的洗礼而再生。从这个角度看来，哈利的故事代表了真正的进步，表现了哈利致力达成的个人化与自发性行为。同时，跟离开的大动物相比，那个企鹅朋友似乎不太可靠，因为他让小企鹅陷入这么危险的状态。冰冷的海水及水面之下大鱼吃小鱼的生态或许代表哈利的母亲，因为她至今仍然承受着严重的情绪问题。也可能代表哈利自己可怕的冲动，以及会破坏心理组织的情感。由于哈利的防御机制相当脆弱，所以这些情感常常有爆发的危险。

根据对哈利故事的了解，以下是我响应的故事。

治疗师的响应

好久、好久以前，有一只住在北极的企鹅不会游泳，所以不知道该怎样去他吃饭的地方。他认识一只很大的动物，而他常常帮助这只企鹅，把他背在背上，带他去吃饭的地方。有一天这只大动物说他必须离开，因为他得搬到南极，距离北极很远、很远。这只小企鹅因此很难过，也觉得很害怕。他担心自己没办法去吃饭的地方。好险，这只大动物不是马上就要离开，所以他们俩就可以多用点时间讨论小企鹅的恐惧。但是这只企鹅还是很害怕自己得游泳去吃饭的地方，因为他怕自己会被杀人鲸吞掉。那只大动物鼓励他说说这个恐惧，也提醒他，他认识一些人会愿意跟企鹅讨论这些恐惧，也愿意帮助他到达吃饭的地方。但是，这只企鹅还是不太放心。所以那只大动物提醒企鹅，就算他离开了，他还是可以回想他们一起讨论过的事，玩过的游戏，这些记忆可以帮助小企鹅度过刚开始的几个星期。

结论：我的故事有三个结论。

第一，如果我们所熟悉的某件事将要改变，我们可能会悲伤甚至害怕，即使大部分的事都还跟以前一样。

第二，跟别人讨论这样的恐惧与感受相当重要。

第三，即使大动物离开了，企鹅从大动物身上学到的东西还是可以帮助他存活下来。

讨　论

在我响应的故事中，首先强调的几件事之一，就是小企鹅的恐惧与这种情感的性质与强度；在哈利的故事中，这种情绪仅仅以暗示的形式出现，而没有明白地被陈述出来。我故事里的小企鹅非常害怕，而这一点逐渐发展成贯

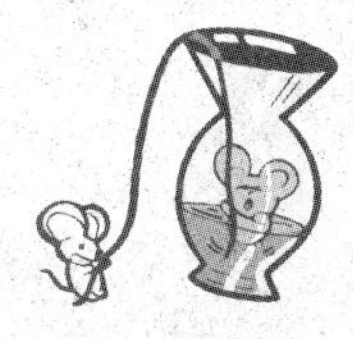

穿我的故事之主题。小企鹅与大动物花时间讨论这个问题，提出几个解决方式。大动物提醒企鹅，不是每件事都会改变，有些他认识的人也愿意帮助小企鹅到达吃饭的地方。由于哈利的母亲持续对他造成破坏性的影响，所以极地海洋与海中的杀人鲸在我的故事里也继续出现。此外，由于我提出的解答没有空泛的安慰，所以这个治疗陈述没有办法立即迎合小企鹅的心思，也没办法完全让他放心。在响应的故事里我嫁接了一个元素，让小企鹅在记忆中重新召唤他与大动物共同的情感经验，这些经验来自于我跟哈利的治疗关系，以及他与自己父亲日趋亲密的父子关系。小企鹅透过这样的方式安抚自己的焦虑，并且获得支持的力量。因为我相信现在的哈利已经能够从这些经验中汲取力量。

摘　要

在这一章，我们讨论了互动说故事的功效与多种用途，我们可以将这种技术运用在许多临床问题，包括潜藏的动力主题、病征的严重性以及种种相互影响的环境因素。在第一个案例中，我们透过11岁的小男孩与治疗师叙述的故事，以隐喻的方式探索他在生命中持续感受到的重要失落，并且加以治疗。在第二个关于混血小女孩的案例中，互动与合作叙事帮助我们了解这个儿童自我发展的几个层面，尽管她理想化的自我客体区域在早期发生了问题，而阻碍了自我发展，但是透过说故事，她还是完成了这个发展阶段。在最后一个案例中，互动说故事相当成功地帮助了一个边缘型人格的儿童，让他发展出更有效的方式来处理自己枯槁的情感状态，并且面对母亲的心理疾病及被抛弃的恐惧。尽管在处理某些严重的案例时，这项技术必须进行某些修正，但是说故事的技巧仍然可以有效治疗边缘症这种普遍认为最难治疗也最具挑战性的心理疾病(Chethik，2000；Mishne，1992；Robson，1983)。

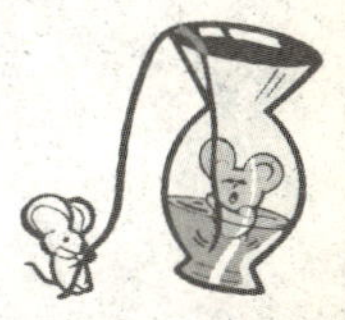

第五章

一个10岁男孩说的故事

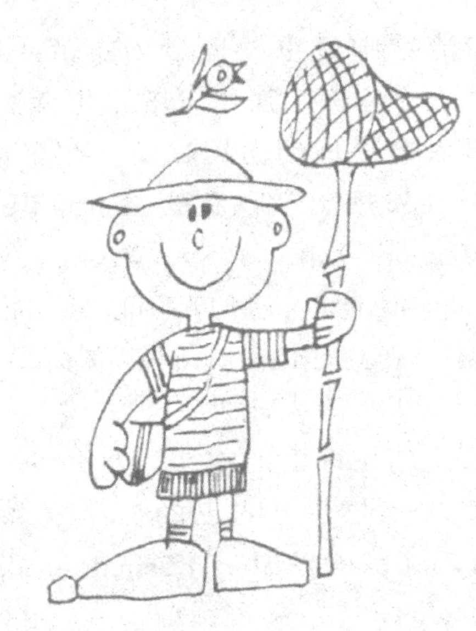

5

在儿童心理治疗中最重要也最困难的工作，就是创造、维系必要的治疗环境来强化、培养儿童叙事论述的能力，尤其当当事人遭受过创伤的时候。在正常的情况下，儿童在3或4岁时会发展出“自我的叙事意识”（narrative sense of self）（Zeanah et al.，1989，第662页）。大多数儿童在3岁之前都拥有说明时间顺序的能力，而这个能力是叙事的必备能力，也就是说，他们能够指出什么事先发生、接下来发生了什么等。此外，到了5岁，大部分的儿童都已经有能力使用正确的时态来指涉过去与未来（Engel，1999）。因此，发展叙述自己的生命故事的能力可以说是儿童“最石破天惊的发展”（Zeanah et al.，1989，第662页）。

治疗的考量

然而，在针对创伤儿童所进行的心理治疗中，儿童叙事论述常常变得特别复杂。前面已经讨论过，治疗师的工作并不只是让儿童表达原始的幻想、退化的希望、恐惧或冲突，他们还必须从这些破碎的沟通论述中梳理出儿童的叙事，并且尽全力了解这些叙事是如何以独特的方式诠释儿童生命史中的重要事件的。如果在第一次临床的接触中治疗师没有考虑到儿童的叙事，可能会干涉治疗论述 (discourse) 的流畅性与内容，及整个互为主体场域 (the intersubjective field) 的完整性，形成缺乏互信或虚假顺从的抗拒氛围。如果这样，就不会出现有意义的治疗关系，最糟的情况下可能会使儿童再次经历创伤经验。尽管动力论儿童心理治疗有为数甚众的技术能使儿童轻松地进行叙事，包括多种具象的游戏活动，让治疗师能够创造互信的氛围与情感联系，但是自创故事特别能够引导创伤儿童进行有意义的叙事活动[7]。

以下我们要讨论那森的案例。这个案例告诉我们，在治疗创伤儿童的过程中有几个层面需要注意。首先，这个案例示范了叙事对话如何在治疗这类儿童的过程中展开，并且证明自发性故事因为有其独特的形式，所以特别适合表达其叙事。其次，这个案例也让我们确定，治疗师必须以同情的态度，面对儿童从他们仍有记忆的历史事件之中建构自我叙事的努力。最后，这个案例告诉我们，如果我们不仅将自发性故事当成儿童叙事的工具，也当成治疗师进行隐喻沟通的媒介，那么治疗师对叙事论述的参与将会相当有意义。互动说故事让参与的两方都有机会沉浸在儿童透过自发性故事所重建的创伤经验中，如此一来，儿童

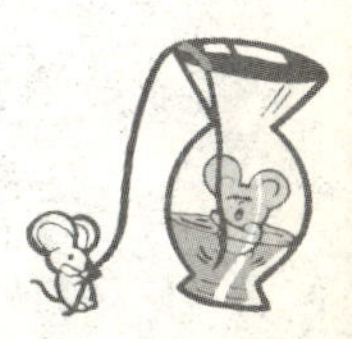

面对这项个人历史事件具象化时，就有能力接受持续的修补与治疗。

□ 那森的案例

那森开始接受我的治疗时只有10岁，与他同住的还有他的继母、12岁的哥哥及15岁同母异父的姐姐。他出现的问题主要包括行为毫无条理、难以控制与表达自己的情感、不知该如何控制冲动、时常勃然大怒，以及与自己的兄、姊保持竞争的态势。那森的养父母大约在6个月之前分居，从那时起他的养父就表示想离婚，并且搬到两千英里之外的地方住，突然间切断了所有与那森及他哥哥、姐姐的联络。这三个小孩都受到深刻的冲击，因为父母的离婚及父亲的抛弃而产生病症式的行为。就算早期发展相当正常的儿童，面对像这样的家庭解体都会让他们的生命产生重大的负面影响，更何况那森在婴儿期与童年都不算正常。他的生母不仅酗酒也有毒瘾，偶尔会下海出卖自己的肉体。她曾经跟几个男人同居：那森与他的哥哥就是其中一段关系的结果，而这段关系在那森出生不久就宣告破裂。他的同母异父姐姐则是另一段关系的结晶。

在那森还是婴儿的时候，尽管姐姐那时还不到6岁，他的母亲经常将他留给姐姐照顾。那森大约两岁时被哥哥、姐姐强迫去睡地下室；他们跟自己的朋友玩的时候，那森一个人在地下室待了好几个小时，最后他疯狂地哭喊，总算让邻居前来察看。他跟哥哥、姐姐还曾经在没有食物的情形下，被关在家里很长一段时间，最后引起儿童保护机构的注意，于是他们暂时接受寄养之家的照顾。那森在这样致病的环境中严重缺乏母爱，他的母亲甚至会出其不意地惩罚他，有时是几近虐待（那森早期的记忆之一就是被他的母亲跟哥哥强迫吃下自己的呕吐物）。

大约在那森两岁半的时候，他的母亲因为酒醉驾车肇事而遭到逮捕。当时他跟哥哥、姐姐都坐在车子里面，所以目睹母亲被警察铐上手铐带走，事实上，这也是他们最后一次见到母亲。在他们一起被收养之前，有整整两年的时间那森被安排到几个寄养之家，因此与哥哥、姐姐分开，而这样的分离一定强化了他的失落感与混乱感。

在这么凄惨与贫乏的人际关系中，无论他人对他付出任何关心，都没有考虑到对他身与心照顾的需要。的确，那森所处的环境充满孤寂的关系，准确地反应了创伤的“持续建构模式”（continuous construction model，Zeanah et al，1989），意指要了解创伤，必须循着其脉络来进行。也就是说，创伤最可能发生的状况是儿童受到长期连续不敏感且不适合的照顾。这并不是否定单一且剧烈的心理或身体创伤会对儿童的心理行为造成深刻而持续的效应（Eth & Pynoos，1985），相反地，是肯定创伤可能来自长期的缺乏、剥夺或心理\身体的虐待。

根据养母的说法，那森4岁半的时候还不能自己穿衣服，不懂如何恰当地使用餐具，个人卫生停留在2~3岁小孩的程度。到养父母家的时候，那森除了几件旧衣服之外身无长物。他跟哥哥贺立斯很快就开始发生持续的肢体冲

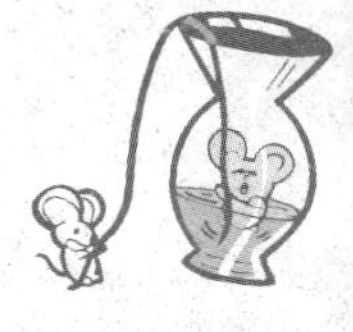

突，而根据报告，曾经在寄养家庭受到性虐待的贺立斯企图在弟弟身上重演自己所受到的虐待。幸运的是，那森跟他的哥哥、姐姐有个非常投入的养母，即使自己的婚姻已经开始破裂，她还是致力于扮演好养母的角色。

那森的智力中上，拥有相当的语言能力以及很好的想像力，因此适合接受以精神分析为基础的个别治疗。他特别喜欢互动说故事与绘画游戏，我们一起进行治疗的3年间我时常运用这类技巧。以下的纪录重现了初期诊断之后的一次面谈。这个故事的主题是分离与抛弃，在那森的早期治疗阶段频繁地重现。

儿　童：从前、从前，有一只猫跟一只狗，还有一群小小孩。有一次，这些小小孩迷路了，一个小女孩哭着说："我们迷路了！我们迷路了！"他们看到一只狗，而那只狗问说："你们迷路了吗？"他们回答说："对啊。"然后那只猫也来了，对他们说："我们顺便载你们一程，送你们回到你们该去的地方。"然后他们就带那群小小孩回到属于他们的地方，他们就很高兴。故事就完了。

治疗师：你可不可以告诉我这个故事要教我们什么？

儿　童：这个故事是有关迷路的人，还有帮助，就是有狗跟猫来帮助他们。

治疗师：好吧，你觉得结论是什么？如果你迷路了，该怎么办？

儿　童：大喊。

治疗师：大喊？

儿　童：要别人帮忙。

分　析

那森故事的重要性不只在于它透露了什么，也在于它没有透露出什么。因为我们知道那森经历了许多次分离与抛弃的创伤，所以我们可以毫不惊讶地指出这个故事的主题。然而，故事里的儿童迷了路，却没有表达出恐惧，甚至连一丝丝的焦虑都没有。当他们回到“属于他们的地方”时，就只是“很高兴”。这些孩子就像那森自己，不知道该怎么经验、辨认及表达强烈的情感。这种感觉困难与表达能力的困难被命名为“情感失认症”（alexithymia），可能与“失乐症”（anhedonia；没有经验快感的能力）有关，也有可能是因为自我照顾的能力受损。

克莱斯托（H.Krystal，1993）认为这类的病征常常出现在创伤后，除了他之外，麦道格（J.McDougall，1984，1985，1989）也表达了类似的看法，并且以“去情感化”（disaffectation）来取代“情感失认症”这一词，以凸显他采取动力论而非神经理学的方式，解释某种心理机制是如何放弃（foreclosure）潜在的情感与情感具象化的。结果是“某些人心理上与自己的情绪分离，也许的确‘失去’了接触自我心理真实的能力”（McDougall，1989，第103页）。

那森故事里的儿童只能够透过魔法来解决自己的问题：出现猫跟狗来评估状况，并且拯救那些“迷路”的儿

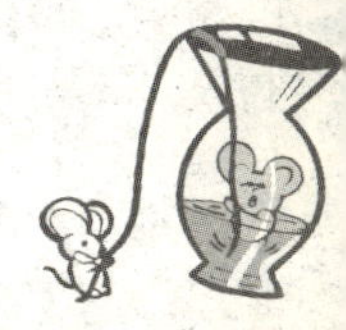

童。那森所叙述的“拯救”完全没有人类的角色，这点特别有趣，暗示这些迷路儿童的家长并不可靠，甚至有点漠不关心。事实上，他们根本就在故事里缺席。真正关心这些儿童福利的角色只有那只猫跟那只狗。这个短短的故事呈现了未说出的被遗弃恐惧、持续的无助状态，以及自我功能的麻痹。整体而言，那森的故事扼要说明了几个发生在3岁之前，特别会引发创伤的事件。同时，这个故事描述了他的早年生活环境中几个长期而持续的问题，也说明了他的适应策略仍停留在相当原始的层次。后者在他的主角显然不能向成人寻求帮助的情节中明显可见。

随着那森接受治疗的第一年接近尾声，我们之间的关系加强，移情的特征开始出现，于是我们开始进行迥然不同的互动。我们继续进行叙事活动，但是不再那么规律地进行。那森发明了一个游戏：我扮演医师的角色，而他扮演病人的角色。通常，他会假装自己快要死了，因为很多子弹或刀砍的伤口。他会倒在地板上，然后我就必须负责拯救他的生命。在这样的游戏中，我们一方面明显地发现他将世界描绘成充满恶意的、威胁生命的地方 (相应于他早期的经验)，也看出他能够将自己的生命交付给他人，从中获得维系生命的能量。与这样的戏剧交替进行的是我们扮演两个非洲探险者的游戏：我们必须一起抵抗野兽、鳄鱼还有其他危险的生物。第二个游戏正代表着治疗关系。这两个游戏显示那森努力表达早期创伤经验的情感内涵与发生的环境，以及持续的恐惧与焦虑；此外，他也透过这些游戏表达他相信治疗可以帮助自己。

这些活动达到最高点是治疗进行了大约一年半的时候，因为我必须出国3个星期去参加国际研讨会，所以那森的治疗就被打断。那森非常地气我，几乎难以挽回：他说我什么事都做不好，说我毁了他的治疗，再也无法弥补。尽管我努力同情他因为我的缺席而痛苦与忧虑，但是似乎没有用。他现在终能够感受、辨认并且表达他对我的愤怒，但是治疗氛围却很快地恶化。有一段时间，治疗变得像是那森童年恶梦般的世界，这里没有人在乎，人们毫无理由地消失而又重新出现，而且在这里付出任何有意义的情感都充满危险。

在我回来两个月之后，那森说了一个故事。这个故事是根据一幅线条画，这幅画由我开始而那森完成，画的是一颗破碎的心。那森在这个时期所叙述的故事是以“脱口秀”的形式进行。这个形式是我提议的，而他也相当有兴趣。前头曾提过，除了诉求儿童的自恋之外，这个形式对某些儿童相当有效（“现在是来自纽约现场直播的‘来画画吧!’节目，今日的特别来宾是那森……”），为说故事的过程添加了某种刺激感。那森决定扮演主持人而非特别来宾，或许因为这个角色让他能够化被动为主动。对他而言，这是一种新的经验，也让他相当满足。那森并不太想要在治疗结束前听之前录制的录音带，但是这一次他特别想要听听录音的结果。

儿　童：这是个电视节目——“来画画吧!”今天我们有个特别来宾。你叫什么名字？

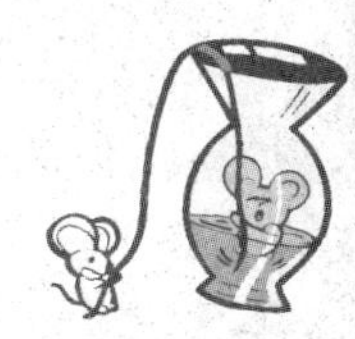

治疗师：我叫做杰瑞。

儿　童：很荣幸认识你。你得画几笔线条，然后我要用你的线条画一幅画。

治疗师：没问题。我们就用这张纸吧。

儿　童：你还要闭上眼睛。这是规则。

治疗师：了解了。

儿　童：各位观众，现在轮到我来画画了（他开始画画）。我刚刚画了一颗心，因为这颗心碎了。

治疗师：一幅破碎的心的画。好啦。那森，你可不可以说一个关于破碎的心的故事呢？

儿　童：没问题。故事要开始啰。

从前、从前，有一颗破碎的心住在心的国度。那里有好多、好多颗心喔。他是唯一一颗破碎的心。他没有朋友，也没有任何人可以跟他一起玩，只有一栋小小的房子，而且他成天就只是坐在里面，等到晚餐时间他就去吃饭，然后是早餐，然后是晚餐。有天他出门，遇见了一个女孩。他问她："你叫什么名字？"她说："我是凯西。"他就说："我是盖瑞。"凯西又说："怎么了呢？"盖瑞回答："我很害羞。我是一颗破碎的心，一个朋友都没有。"

治疗师：我可不可以打断你一下下？这是虚构的故事吗？这不会是来自"关心小熊"或是什么节目吧？

儿　童：才不是呢！我从不看"关心小熊"这种节目！

治疗师：好吧。这真的是虚构的故事吧？

儿　童：没错！

治疗师：完全是你自己编的吗？

儿　童：正是如此！

治疗师：好、好，所以你从来没有听别人说过这个故事啰？

儿　童：才没有呢！

治疗师：好了，继续说吧。

儿　童：然后盖瑞又问了凯西一些问题，他开始跟凯西一起玩，一起吃饭什么的，于是他们就变成朋友。很快他就变成一颗完整的心，而不再是破碎的心了。每天晚上吃完晚餐，他就会到凯西家，跟她一起玩游戏什么的，后来所有的心也都来跟盖瑞一起玩。有一天，有一颗心哭着回家，因为他也是破碎的心。然后盖瑞走向他，问他："你叫什么名字？"他回答："凯瑞。"盖瑞就问："怎么了呢？"凯瑞回答："现在我是一颗破碎的心了，我连一个朋友都没有了。"盖瑞就说："好了啦，跟我走吧，我介绍几个朋友给你。"所以他就介绍了几个朋友给凯瑞，然后……故事就说完了。

治疗师：非常好喔。这个故事有什么结论吗？

儿　童：不可以对别人使坏……

治疗师：不可以使坏……

儿　童：……要不然你就会伤他们的心。现在节目结束了。非常谢谢你参加我们的节目，杰瑞医师。

治疗师：嗯，等一下，这只是前半段节目，接下来是广告时间。今天你想要做个广告吧，对不对？

儿　童：对喔。

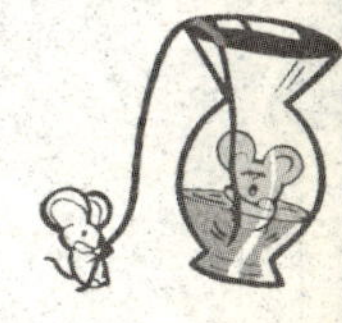

治疗师：你也可以做两三个广告。广告的时候，我就来想想我的故事，可以吗？

儿　童：没问题。

分　析

那森在叙述这个故事的时候投入了更多的感情，远远超过在他先前故事中所能听见的。尽管故事的内容与语调都相当严肃，但是我仍然能够在他的叙述中察觉到某种顽皮的态度。故事刚开始角色交换及巧言妙对，我们两人都觉得非常有趣，而这点或许在他早期的治疗中不太可能出现。

在那森的故事中，破碎的心这个隐喻表达了他内心经历多次抛弃所形成的强烈痛苦，也传神地描绘他早期客体世界持续的荒芜与空虚。尽管治疗的中断唤起他过去的痛苦经验，让他稍微回到创伤场景，但是这个故事显示那森付出了远远超过先前治疗的努力，想要打败来自他早期生活环境的孤独与绝望。第一颗破碎的心是盖瑞，因为他能够与代表养母和治疗师的凯西发展出有意义的情感关系，所以他终于变成一颗完整的心。之后，这颗完整的心也能够与另一颗破碎的心凯瑞，建立和谐的关系。

这个故事指出那森的治疗有了重要的进展，因为他个人的叙事有了可观的进步。然而，我们还是发觉他有些依赖神奇的解决方式，而且他对盖瑞与凯西建立关系后发生的转变并没有详尽的叙述。根据这样的角度，我透过这样的故事来响应那森：

儿　童：好啦，各位观众，现在回到杰瑞医师和他要说的故事。

治疗师：非常谢谢你这样的介绍。你的故事非常好听，我很难跟你说得一样好。不过我还是要试一试。从前、从前，有一颗破碎的心住在一个心的国度，那里大部分的心都是完整无缺的。这颗破碎的心之所以破碎有好几个理由，主要是因为他所失去的东西，特别是他所失去的人。他非常悲伤、非常沮丧，也非常孤独。他的感觉很糟，除此之外，似乎没有人愿意跟他一起玩。他居住在村子角落一间小小的屋子里，附近几乎半个人都没有。

好啦，有一天他离开了自己位在心之国度的小家，跑去跟一家完整的心一起住。他们住在村子的另外一边。跟他们一起住并不是件容易的事，所以有时候他还是觉得很孤单、很沮丧，也很悲伤。慢慢地，他破碎的那些部分开始愈合，这花了好久、好久的时间，但是过了一阵子他开始觉得自己被爱，也开始对其他的心有爱。好久、好久以来他都没办法这么做，因为他一直不相信别的心，因为他受过太重的伤。但是并不是每件事都这么顺利，有时候事情变得很难处理，有时候他会跟别人吵架，别人会对他大吼大叫，要不然就是他对着别人大吼大叫。他甚至会对完整的心充满恨意，也觉得他们恨自己。但是他跟这家完整的心住在一起愈久，这些时刻越少出现，而且他也觉得自己越来越完整。有机会的时候，他甚至能够对其他破碎的

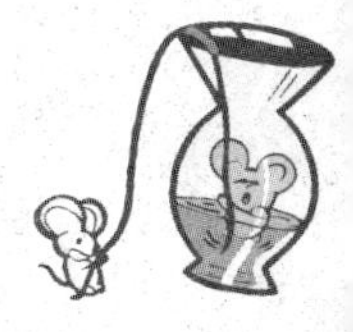

心提供友谊与爱。这就是故事的结局，当然故事还会继续下去，但是我已经说完了。

这个故事有两个结论。第一个是：要变成一颗完整的心需要时间与努力付出。另外一个结论是：如果你感觉自己很完整，就可以开始对其他人付出，或者对其他的心付出。这也需要时间，不过并非不可能。我的故事已经说完了。

儿　童：杰瑞医师，谢谢你参加我们的节目。下星期再见。

讨　论

我重新改写那森的故事，企图要发展四个彼此相关的议题。第一点是，一颗破碎的心之所以破碎有其重要的原因：这颗破碎的心所遭受的痛苦、失落必然会引起他的悲伤、沮丧与孤单。第二点，重要的是，对破碎的心能够愈合保持乐观态度，同时也要了解这样的治疗需要很长的时间，也需要努力地付出。第三个信息在于反驳那森故事中太过理想化治疗过程的想像，并且指出痊愈的心有时候仍然会再次感受到受伤、沮丧、悲伤甚至仇恨，真正的痊愈在于体认这些情绪正是日常生活的一部分。最后一点，强调痊愈的心的确能够怀抱信任与同情，这一点在那森的故事中所占的比重远超过响应故事。

治疗的第三年，那森持续有相当的进步，不仅能够控制也能表达自己的情感、控制自己的冲动。他的人际关系技巧已经有所进步，在学校的表现仍然相当抢眼。他也开始透过游戏隐喻与直接语言论述来讨论过去创伤的核心问题。

以下的故事是我们进入治疗终结程序的一个疗程中，他所说的故事：

儿　童：从前、从前，有一只白色的兔子。有一天，一个女孩在树林里发现这只兔子伤得很重，因为它被几只猎狗咬了好几口，身体有几个地方的皮肤都被咬掉了。所以这个小女孩就带这只小白兔回家，好好照顾，直到这只小白兔开始康复。然后这个小女孩就放小白兔走了。每件事都有了好转。一年之后，这个小女孩正要去上学，在家门口看到这只小白兔。小女孩的父亲看到这只小白兔，就拿枪射它。这只小白兔一直跑、一直跑。小女孩真的很生气，因为她觉得这只兔子已经死掉了。然后在一个冬天，这个小女孩正要去学校，在路上她又看到那只兔子。她没有认出它，因为它已经不是白色的了。这只兔子很饿，所以这个小女孩就给它一点红萝卜，让它能够健康起来。最后他们就住在一起了。

这个故事的结论是：要帮助人跟动物，就算你不认识他们也一样。

分　析

这个故事不仅有良好的结构，同时叙述的语调充满各

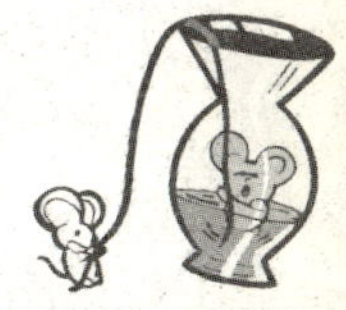

种强烈的情感，包括愤怒、悲伤与绝望；显示那森个人叙事在治疗的过程中有了巨大的转变。那森的表达能力变得更为流畅，性格的成熟度已经让他不再是3年前进我办公室那个脆弱、无助的儿童。他长大了。当然，这只兔子代表他个人，因为一连串的恶意攻击与抛弃而受伤。这个女孩代表那森的养母，也带有一部分治疗师的成分，女孩的父亲是抛弃他们的养父，在现实生活中那森觉得他非常残酷、没人性、不懂得体谅别人。这个故事的结论特别有趣，因为它不仅象征收养的过程，也象征治疗的过程。

尽管这个故事展现了相当成熟的适应策略，还是有点令人担心，因为那森选择以小白兔代表他自己。我倾向于将小白兔视为相当敏感但是没有语言表达能力的生物。即使小白兔受到伤害，或者对某件事有强烈的感觉，表达自我感受的能力还是相当受限。因此，我相信那森选择以这个生物代表自己并非偶然，而是反映出他的脆弱与沉默。为了面对自己的过去，接受小女孩的帮助，无论如何，小白兔需要时间与空间来成长，但是这个需要在故事中并未得到充分的发展，因此故事还是诉诸于某种神奇但不切实际的解决方式。我将这些想法转化成故事响应他：

治疗师：从前、从前，有一个女孩在森林里玩的时候发现了一只小白兔，这只小白兔受了很重的伤，身上有很多伤口，而且非常害怕。它非常孤单，也非常害怕狗跟人类，几乎什么它都怕。它不能说话，也不能将发生在自己身上的事告诉那个小女孩，因为它没有办法说话，那个小女孩似乎也知道一些事情。她将这只小白兔带回家，开始照顾它。后来，它的伤口愈合，也开始吃东西了。小女孩刚发现它的时候，它瘦巴巴的，但是现在它已经变胖一点了。

过了一阵子，虽然小白兔很喜欢小女孩，但是它还是不能完全信任她，所以它决定要离开。这个小女孩了解它的想法，所以就让它走。好久、好久的时间，小女孩再也没有见过小白兔，也没有它的消息，因此非常想念它。小白兔也非常想念她，因为她是真正对它好的人，也是生平所遇到的第一个好人。在离开的那一年，这只小白兔又经历了一些很艰难的遭遇，发生了一些很不好的事，所以它开始非常想念那个小女孩。

有一天，小女孩从学校回家，在路上她又看到那只小白兔。它变得瘦巴巴的，好像风一吹就会吹走。因为它变得那么瘦，所以眼睛几乎快要爆出来，而且它变得很脏、很脏，看来非常不健康。那个小女孩立刻抱起它，而且因为她真的很爱它，所以将它带回家好好照顾。那只小白兔又回家了，而且它非常快乐。

可是，一件没人料到的事发生了。小女孩有个邻居，他一点也不了解这只小白兔的事。有一天他见到这只小白兔，就拿起自己的猎枪，充填好子弹，准备要射它。这只小白兔抬起头来，对他大喊："不要射我。"——当然，是用非常高的声音。这个人非常惊讶，也不知道该怎么办。因为太过惊讶，所以他就将猎枪放下，瞪着这只会说话的兔子。这只兔子瞪回去，继续说："不要伤害我!"

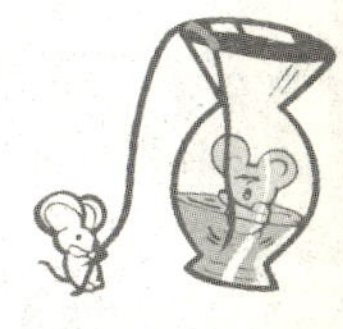

那个人真的好惊讶，所以他摇摇头，转身回家了。那天，小女孩晚了一点回家。小白兔告诉小女孩发生了什么事。她对小白兔能说话这件事不像她邻居那样惊讶，因为小白兔虽然之前不能说话，但是她一直觉得自己相当了解它。小白兔现在已经能够说话了，所以它终于能够告诉小女孩更多关于自己的事，将自己曾经有过的问题，曾经经历过的苦难，以及许多、许多没有那么恐怖或糟糕的经验都一一对小女孩诉说。所以小女孩越来越能够了解小白兔。她继续照顾小白兔，将小白兔照顾得很好，所以小白兔也更知道该怎么照顾自己。它学会在饿的时候喂自己吃饭，学会将重要且需要表达的感受告诉别人。那也是一种治疗。这持续了好长一段时间，几乎一直持续到小白兔长大。我的故事就到此结束。

儿　童：结论是什么呢?

治疗师：这个故事有两个结论。第一个结论是：有些伤口永远不会完全痊愈。它们可以被治疗得相当不错，但是不能完全治好，还会留下疤痕。但是，只要时间足够，借由关爱与耐心、滋养与了解，不论是小白兔或任何生物都能够感觉到自己的完整。

第二个结论是：如果有人对你做了一件事，让你感到痛苦、受伤，或是让你觉得不舒服，那么你一定要让他们知道，就像故事里的小白兔一样。告诉他们："不要伤害我。"万一他们不肯听，就去找愿意听你说话的人。这就是结局。

讨　论

我响应的故事扩充了小女孩与小白兔之间的关系。这个小女孩就像那森的养母一样，虽然她和那森的关系偶尔还是有倒退的情形发生，她非常清楚两人必须逐渐培养信任感。那森说到小女孩的父亲 (代表养父) 在我的故事里没有任何重要性，这一次他没有出现在故事里。让小白兔拥有语言能力是个很大的进展，让它不再需要依赖其他人，这点代表了自我表达的力量。虽然我的故事比那森的故事长了一点，但是他还是从头到尾都相当专注地倾听且很有兴趣。我们之间充满着某种“共时性” (synchronicity) 让故事交换感觉起来就好像我们共同经验到自我状态的改变。在我所有的临床经验中，与那森所进行的这次治疗可说是前无古人后无来者，近乎完美地捕捉到叙事技术的力量与魅力。

就像故事里的那只小白兔一样，那森逐渐培养出对他人的基本信任，并且开始了治愈的过程。他的个人叙事虽然仍不完整，但是相较于治疗刚开始的几个月他所叙述的故事，现在的故事相当丰富，并且具有很强的凝聚力。

摘　要

这一章以治疗受到创伤的儿童为基准，据此探讨如何运用互动说故事，并且强调创伤的持续建构模式。我们深

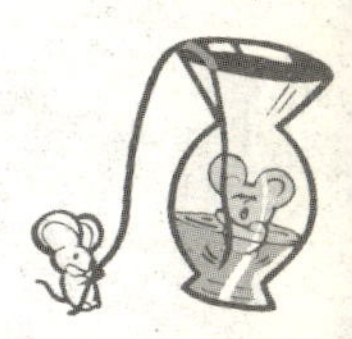

度地讨论一个案例，一个遭受多次创伤经验，罹患情感失认症的10岁小男孩，并且借此检视心理治疗的过程。本章的主题是这个病患在治疗过程中叙事论述的发展；另外一个主题则是说故事治疗对这个发展所提供的帮助。

第六章
说故事时的移情作用

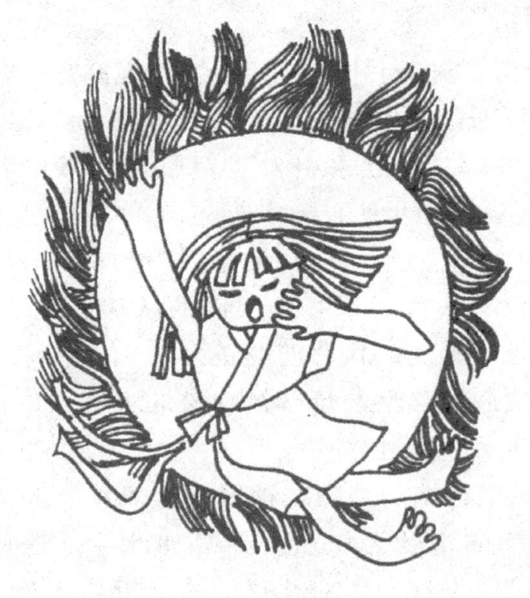

6

过去15年间，当代精神分析界持续呈现高昂与辩论的状态。精神分析理论及精神分析取向的心理治疗出现了一连串重大的发展，总合起来引发了对临床实践的种种概念，有时似乎与传统的理论精华有显著的差异。究其原因，这些热切的辩论似乎大部分都是因为在精神分析与精神治疗中，我们对人际关系基本层面的认识出现了转变。这场理性的辩论所关注的核心问题正是我们对临床过程的观点，特别是我们对移情与反移情现象的了解，以及临床控制如何影响到治疗的过程。

在过去10多年卷帙浩繁的精神分析文献中，只有一小部分以儿童治疗的议题为焦点。尽管如此，从这些文献中，我们仍然可以发现学者对儿童精神分析与儿童心理治疗的理解所发生的核心转变，其中最重要的议题就是分析师与病患的关系。传统的论述认为，治疗师必须明白指出他从儿童的游戏中所揭示的充满冲突的主题。因此，这样的冲突就在儿童的意识前一览无遗，让儿童能够面对它们，最后便强化了他们的自觉与理解（Fraiberg，1965）。

然而，雅诺夫（J.A.Yanof，1996）指出，儿童分析师已经将越来越多的注意力放在儿童分析过程中的“关系基质”（relational matrix），不再像过去那样强调诠释，认为它是唯一能够形成改变的媒介或动力。

传统的看法认为诠释是儿童分析技术最重要的焦点，这样的看法之所以被质疑有两个原因。第一，因为儿童分析师逐渐将焦点转移到游戏在儿童治疗中的发展性功能，所以部分学者认为游戏不需要诠释就能够形成改变（Abrams，1993；Cohen & Solnit，1993；Neubauer，1993，1994；Yanof，1996）。当然，这样的看法并非天外飞来一笔，它的源头可以追溯到发展学家与儿童分析师埃瑞克森（Erik Erikson，1959，1977）的先驱著作，而且诗人已先一步体认到这一点[8]。第二，儿童分析师与治疗师所面对的病患越来越不同以往：儿童所罹患的可能是普通严重、长期而复杂的社会心理问题（例如初期人格失常、创伤经验、家庭暴力模式以及毒品使用等相关的问题）。冯纳基与塔杰（P.Fonagy & M.Target，1998）讨论了许多新近的研究报告，并且相当令人信服地指出，不应该诠释这类儿童潜意识（尤其是深层或是起源性的）的冲突，这样的诠释不仅无法理解儿童的状况，甚至可能会引发儿童被迫害的反应，或者使得当事人被干扰或诱惑。相形之下，根据许多学者的看法，游戏活动——这里所谓的游戏当然包括创作故事，不管是采取互动的或其他的说故事形式——似乎都无需诠释就能相当多样化，并且足以帮助这类发展出现问题或自我受到伤害的儿童（Yanof，1996；

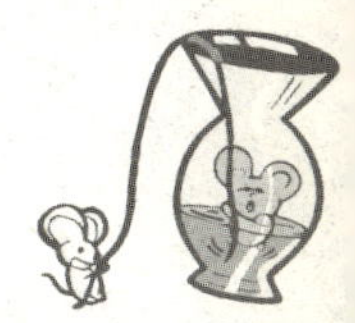

Cohen & Solnit，1993；Neubauer，1993)。虽然无须诠释，但是游戏并不是在毫无人际关系的真空中发生的。相反地，它会受到各式各样的影响，其中当然包括移情与反移情作用的力量。

传统与当代的观点

将近70年以前，一场长期而热切的论辩展开了，其论辩的中心是关于儿童分析与儿童心理治疗中，移情作用的主题与反应的本质、强度以及掌控技术。梅兰妮·克莱恩(Melanie Klein，1932) 与安娜·弗洛伊德 (Anna Freud，1929，1946，1965) 这两位分析师率先透过出版理论与临床治疗的著作，讨论将精神分析的技术运用于儿童的临床治疗。然而，他们对于儿童发展与儿童分析技术的看法却大相径庭，导致两个不同的儿童治疗学派建立。

梅兰妮·克莱恩认为可以直接诠释儿童游戏来完成儿童的分析工作。她认为儿童的游戏等同于成年病患的自由联想。她所论辩的重心是认为儿童能够分析，而且他们也能够发展"一种机能类似成年人的'移情型神经症'(transference neurosis)" (p.xvi)。安娜·弗洛伊德起初认定儿童无法形成移情作用，因为他们与父母持续的关系。父母是儿童的"原初客体" (primary object)，持续造成的影响会是难以跨越的障碍。然而，往后她修正了自己的立场，承认儿童不仅能够形成移情，或许也能经验到类似成年病患的移情型神经症 (A. Freud，1965；Yanof，1996)。尽管如此，她还是继续坚持儿童的移情型神经症与成人的移情型神经症两者间存在着重要的差异 (亦即，两者在整体化程度、持续时间与解决方式等方面皆有所不同) (A.Freud，1965；Altman，1992；Yanof，1996)。

在儿童治疗的发展初期，执业的儿童分析师与治疗师对于移情作用议题的思考至今并未稍减其复杂程度。泰森 (P.Tyson，1978) 与桑德勒 (J.Sandler et al.，1980) 都有许多著作讨论儿童治疗中所发生的移情现象。他们认为儿童与青少年移情的分布光谱中也包括了准移情与类移情的现象 (其分类包括：向治疗师投射的情感外化、习惯性关系模式的移情、现有关系的移情，以及准移情)。现代许多研究者 (例如Chused，1988，1992；Abrams，1993；Fonagy et al.，1996) 普遍都肯定儿童能够也的确会有移情反应，而且要有效地进行儿童心理治疗则必须透彻地了解移情作用的主题与议题；除此之外，学者也都同意，有效的儿童分析工作最核心的要务就是对移情作用进行系统性的分析 (Yanof，1996)。

由此观之，我们没有理由不相信儿童的自发性故事也像其他隐喻式游戏沟通一样，包含重要的、外显的移情态度与感受。尽管如此，似乎没有多少学者致力于辨认并掌握儿童故事中的移情性材料[9]。贾德纳 (R.Gardner，1977，1993) 与克兹伯格 (N.Kritzberg，1975) 这两位学者都描述了儿童在故事中具体呈现治疗师的许多方式。他们也论述治疗师的象征如何让治疗师协助儿童用更健康、更

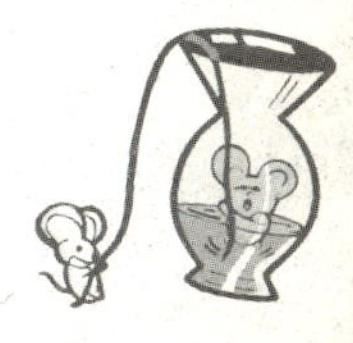

适应环境，而且较能避免冲突的问题解决方式，取代过去种种适应不良且充满冲突的方式。然而，除了这些例子之外，移情作用的相关问题在众多讨论儿童故事治疗的文献中并没有深度的探讨，学者最多只是顺带提及移情作用能够帮助治疗师对某个儿童有更整体的了解。如何透过故事中的隐喻“有系统地诠释”移情作用则几乎没有讨论[10]。

□ 马帝的案例——自我客体移情作用的例证

马帝是个10岁大的白人儿童，跟他的母亲、两个妹妹与母亲的同居男友住在一起。小儿科医师跟学校的辅导老师将他转介来接受治疗，并且列出以下的问题行为：退化性遗粪与遗尿、强迫性地偷母亲皮包里的钱、最近还开始偷店家的商品；他还出现反社会的行为，包括丢东西、伤害比他幼小的儿童（特别是他妹妹）、纵火，还会打破小件家具。整体来说，他控制冲动及强烈情绪的能力都相当有限。马帝的母亲R太太非常担心，因为他对这些事件一点都不后悔，即使母亲当面指责他。

虽然马帝的母亲实际上只有28岁，外表却已略显老态，有部分的原因是忧郁症与过度肥胖。在早期的一次面谈中，R太太透露自己曾经因为“急性自杀性忧郁症”(acute sucidal depression)而住院好几次，最近的一次就在马帝接受我治疗的不久以前。她自己的父母都曾经罹患躁郁障碍或是忧郁型精神病，也都曾经企图自杀，R太太9岁大的时候，她的母亲举枪自尽。除此之外，她也透露父母两人都有酗酒的问题。

就在马帝被转介到心理治疗中心之前3年，他的父亲R先生因为肺癌与肺气肿而过世，享年60岁。根据亲友的说明，马帝跟父亲相当亲密，因此他的末期癌症对马帝造成很深刻的情感冲击。R先生年轻的时候他的父亲上吊自杀，根据R太太的说法，他的母亲没多久就因为“自然的因素”而过世。除了马帝两个妹妹之外，R太太在前一次的婚姻中还育有两个孩子。

马帝1岁大的时候，父母为了度蜜月将他留在家里一整个星期。接下来至少有五次类似的情况，不是因为他妹妹出生，就是因为他母亲的心理代偿失调（psychiatric decompensation），让马帝得接受别人的照顾。儿童保护机构介入了两次，在马帝3岁的时候，他跟妹妹被送到寄养之家接受短期的照顾。R太太坦承自己养育马帝有困难。她对马帝的教养毫无规则可循，有时候她所施加的惩罚几近肢体虐待。

父亲过世之后不到6个月，马帝骑着脚踏车横越交通繁忙的十字路口，被一辆卡车撞倒，严重的颅内创伤让他身体左侧至今仍然无法使力，这点在他从事某些细致的肢体工作时特别明显（治疗他的医护人员都没有考量到这场意外可能带有的自杀含义）。

在我们早期的个别面谈中，马帝非常容易分心，似乎表现出某种类似受惊的反应。他无法解释为什么他必须来见我，尽管我已经做了两次自我介绍，还是不记得我的名字。他以相当平淡的语调叙述6岁时作的一个梦，显性梦

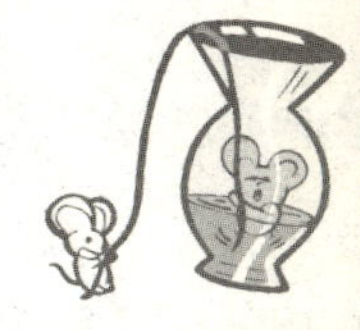

境 (manifest content) 似乎捕捉到三个明显的精神动力主题，与我从已知病史资料中所得知的相符[11]。在这个梦里，“(他的) 母亲吃了太多冰淇淋，然后就爆炸了”。这些明显的元素包括，母亲长期以来疏忽与抛弃马帝的态度以及对他的惩罚，让马帝对他的母亲非常愤怒；除此之外，我们也发现马帝很清楚自己的母亲非常依赖，而她的心理疾病是自作自受。事实上，马帝可以说相当准确地观察他的母亲，能够指出她性格中难以满足的需要，以及属于原始口腔期的贪婪与依赖。

我们开始了每周两次的治疗。这个治疗是基于精神分析理论，运用的治疗模式包括粘土捏塑、素描、棋盘游戏、乐高积木游戏、玩偶游戏、社会剧，以及互动说故事等。治疗在没有严重打扰的情况下持续进行了将近14个月，那时我因为转调到另外一个地方，所以必须将马帝转诊。我们逐渐确定马帝的问题是来自于发展中断，他经历了无止尽的创伤，包括丧父、长期的心理疏忽及偶尔的人身疏忽、(他的母亲) 多次企图自杀所引发的丧亲威胁，以及致命的身体伤害。他的人际关系氛围缺乏活力，常常受到处罚，而且偶尔毫无预警就被短暂地抛弃。马帝显然是遭受到长期且创伤性的失望，影响到理想投射与伙伴关系，这两种发展经验同时也是三种基本自我客体领域的其中两种 (理想化的父母形象以及“他我”〔alter ego〕)。就算临床资料没有提供直接的证据，但是他的母亲罹患忧郁症，可能无法满足马帝对于同情心的镜像反射发展，而这又与第三个结构性领域 (浮夸爱现之自我) 有关系。

马帝喜欢假装自己是电视脱口秀节目的名人来宾，对广大的电视观众表演且说故事。我通常扮演主持人的角色，但是有时候马帝会要求我们交换。以下所收录的故事是开始治疗四个月后的录音。这个故事预示马帝与我的移情关系的重大发展，这类移情关系的象征会融入在他往后所叙述的故事中，以及其他想像的游戏活动里。

挂在门上的花环 (被别人偷走了)

治疗师：好的，现在我们不要再耽搁了，赶紧将节目交给马帝。他准备了非常有趣的故事要说给我们听。马帝，现在看你的啰。

儿　童：好的，现在故事要开始啰 。“挂在门上的花环”。

从前、从前，有个小孩找到一个花环。他不知道该拿这个花环怎么办，就决定把这个花环挂在他的门板上。他找了一天将花环挂在门板上，然后从外面看这个花环，对自己说：“真好！看来真完美！”所以他就将花环放在那里。然后有个大流氓来了，他看着这个花环，心里想：“这是我的花环！”因为他的花环弄丢了，所以他就走上前去，想要拿走这个花环。这时，那个男孩跑出来，对他说：“喂！这是我的花环耶！”

治疗师：那个男孩叫什么名字呢？

儿　童：哪个？

治疗师：第一个，就是找到花环的那个。

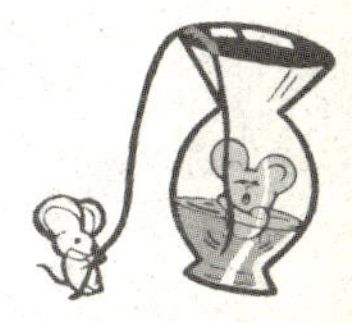

儿　童：查理。

治疗师：那个大流氓叫什么名字呢？

儿　童：多明尼。

治疗师：好啦，继续说吧。你刚刚说到查理跑出来说："喂！那是我的花环！"

儿　童："那是我的花环！"然后他说："不，才不是呢！那是我的！是我弄丢的。"

治疗师：那是多明尼说的啰。

儿　童：没错。他们就开始吵架，然后他的妈妈跑出来说……

治疗师：谁的妈妈跑出来啦？

儿　童：查理的妈妈。

治疗师：喔。

儿　童：她跑出来，说："你们两个在吵什么？""他偷了我的花环！""没有，我才没有呢。""有，他有偷。""我才没有偷呢！妈！我说的是真的！"

治疗师：我觉得好像有点搞迷糊了。查理的妈妈跑出来说："你们两个在吵什么？"然后怎么了？你要告诉我，是谁说了什么话，要不然我就会搞不清楚。

儿　童：好吧。多明尼说："那是我的花环。他偷了我的花环。"然后查理说："才不是呢。"然后他妈妈说："掉在那边的是不是你的花环呀？"

治疗师：她是对谁说的？

儿　童：对多明尼。然后他就说："没错！那就是我的花环！伊帆斯太太谢谢你。"所以他就跑过去将花环捡起来，然后他们就永远快乐地住在一起了。他们会对彼此说“对不起”，还跟对方和好，从此就是世界上最好、最好的朋友了。故事结束。

治疗师：非常好。这个故事的结论是什么呢？

儿　童：不知道耶。不能将事情怪罪在每个人身上吧……就好像你觉得有个小孩偷了你的画，因为你也有一幅一模一样的画。然后有个人说：“掉在那边的是不是你的画？”这就说明了你不能将这件事怪罪在其他人身上。

治疗师：很好。马帝，你说的故事很好听。现在我们先将录音机关掉，然后我来准备一个故事说给你听。

分　析

马帝丰富的故事点出了自我客体障碍，也就是发展过程受到阻断造成心理障碍的许多层面。这个故事提到马帝努力想寻找有意义的自我客体经验而徒劳无功，他因为伙伴关系的建立以及理想投射的实现受挫而失望，也提到他为了消弭这个痛苦付出的代价。就像其他接受治疗的儿童所说的故事一样，这个故事无疑也包括多重意义，但它们绝不妨碍我们了解故事的主角（多明尼）想从查理那儿获取有价值的事物所做的努力，其中显然包含移情作用的意义。

从自我客体理论的观点看来，要了解马帝如厕行为退化、反社会的行为，以及冲动性格，最有意义的方式就是将它们视为“分裂自我”的产物（Tolpin & Kohut，1980）。

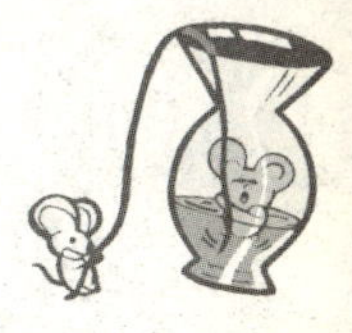

马帝和多明尼一样，也不能想像在人际关系中获取物质财产（东西）的重要性，会不如与友好的人类伴侣相处。同样的道理，马帝的心理结构也缺乏由坚定的内在活力及自我和谐所构成的主体经验。在他那荒芜且空洞的自我客体世界中，人际接触的主要目的只是要填补内在耗竭及自我状态失衡的痛苦。想要从他负担沉重且一直很忧郁的母亲那里寻找安慰太危险，隐含被抛弃甚至被虐待的风险。

就某种程度而言，故事里的两个角色都带有马帝的个性。虽然我响应的故事把多明尼当成马帝，但是查理陷入的两难处境对马帝而言一点也不陌生：力量强大的敌手想要夺取查理发现价值不菲的事物，正如同马帝母亲的自我客体需要与查理的自我客体需要争夺主要的位置[12]。若是把查理当作马帝，其中所预设的移情模式将会截然不同，根据这个观点所推演的可能后果之一，就是马帝最后发现自己与治疗师处于竞争的地位，认为他不过又是个心怀鬼胎、难以相处且不懂得同情的成年人。假设是这样，那么我就会较为关注查理和他的情绪反应，并且将多明尼置于边缘位置。我可能会详尽地论述查理如何为属于自己的事物建立所有权，并且讨论他对花环可能会被夺走的不安。虽然我也可能在故事里重新描绘多明尼这个角色，让他不要那么流氓，不要那么想主宰一切，并且接受查理的影响，但是这么一来查理本人的感性、欲望与特权，会持续成为焦点所在。在这个另类的场景中，治疗沟通想要传递给马帝的信息是：不是每个人都像他妈妈一样有依赖性，也不是所有的人际关系都基于敌意——简言之，重点要让马帝知道，人际关系可能相互尊重与理解。

当我们坚信响应之后讨论的结果，至少就某种程度而言是由反移情所驱动时，另外一个可能性也不容我们忽视。与前面所提及的可能性不同，我们也可以假设马帝因母亲不称职、无法提供心理支持，因此让他感到痛苦，这么痛苦的经验也反映在多明尼兴奋地“发现”花环时，整个故事环境对他的响应。因为没有人相信多明尼，所以他被迫将就“替代”的花环，而另一方面，查理的利益却因为他母亲的积极介入而得以保全。如果马帝之所以“忘记”为故事提供结论确实是心理动力所促成，那么这也许反映我因为修改马帝的故事而剥夺了他的创造快感，导致一种断裂。事实上，也许无意之间我和马帝在移情—反移情之中重演了这种漏洞百出的镜像反射。

因为我相信第一种诠释方式，也就是将多明尼当作马帝个人象征最能切合马帝的自我客体需求，所以我据此设计响应的故事。这样的决定有部分是基于他早期的故事及其他临床资料，其中最重要的就是伙伴关系的主题，观察马帝如何热切地描述多明尼所说的台词也让我更加肯定这个决定。至少在这个故事里，马帝最能认同的似乎就是多明尼，而非查理。除此之外，在这个时期的治疗中，马帝逐渐形成的移情作用（往后将会占据重要的位置）似乎与未获满足的伙伴关系与理想投射的需要紧密相系。叙述这个故事时，属于镜像反射被肯定的需要在马帝身上仍不明显。尽管马帝有时候会对彼此故事之间的不同发表评论，但是他典型的反应是带有自恋快感的：他的故事总是第一

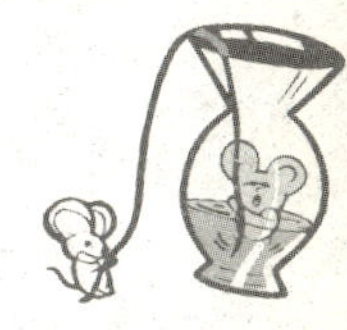

个被叙述，而我的故事也总是跟他的故事相似。虽然这样的论证并不会否定其他的假设，但是特定的诠释方式的确具有较坚实的临床基础：也就是强调多明尼为了要与查理建立重要的伙伴关系，将查理当作理想投射的自我客体，因而多明尼付出的努力对马帝而言具有较重要的移情意义。

接下来是我响应的故事，以及马帝与我紧接着所进行的讨论[13]。开始之前，我想先说明一下这个故事的结构。因为马帝相当容易分心，也有轻微神经认知功能障碍的问题，所以我有意地反复叙述；此外，我也多次叙述我的结论，加以诠释，好让马帝能够吸收、同化这些信息并且融入自我结构之中。

找到花环的小男孩跟想要花环的小男孩

治疗师：好啦。现在该我说一个故事还给你了。这个故事叫做……“找到花环的小男孩跟想要花环的小男孩”。来罗。从前，从前，有两个男孩子。一个叫做查理，另外一个叫做多明尼。他们的名字听起来是不是很耳熟呢？

儿　童：对啊。

治疗师：那么，查理在巷子里找到一个花环，他相当确定这个花园不属于任何人，因为它被随手丢在垃圾桶旁边，而那个垃圾桶就在他房子后面的巷子里。因为他是在那里找到花环的，所以他决定把它拿回家。他拍掉灰尘，稍微清理一下这个花环，然后，就把这个花环钉在门板上，好让其他人能够看到，因为他非常以这个花环为荣。这真是个好漂亮、好漂亮的花环，有绿色、有红色，上面还有很特别的装饰让它看起来非常与众不同，跟附近人家的花环都不一样。后来，多明尼就来了。附近的人都说多明尼是个流氓，他专门欺负小孩子，会狠狠地揍他们，而且他一点也不在乎这么做。他可以变得很坏、很会欺负人，而且人家都知道他非常不友善，也很残酷……好啦，他看到这个花环，也知道这是个新的花环，一个刚刚被挂起来的花环。他直接向门板走去，对自己说："我想要那个花环。它真的很好看，真的很美，我真的需要这样的东西，我一个都没有。我想我就把它拿走好了。"他就把纱门打开，想从门板上把花环拿下来。好啦，就在他开始拔花环的时候，查理刚好走过客厅，就看到了多明尼。他跑过去开门，当场逮到多明尼。他说："喂！你不能把花环从门板上拔下来！那是我的花环！是我找到的！"多明尼说(虽然他心里明白那不是自己的花环)："才不呢！那是我的花环！是我弄丢的！一定是你把它偷走的！没错！这就是我的花环，我就是要把它收回来。"查理说："这真的不是你的花环，因为有人把它丢在我家后面，我确定如果这是你的花环，一定会被丢在别的地方，而不是在我家巷子里面的垃圾桶边。"结果他们就开始争辩了。他们吵了一会儿，最后查理对他说："多明尼，你听好。我不会把这个花环给你，因为这真的是我的花环。但是我告诉你我要怎么办，我会陪你四处走走，看看能不能找到你喜欢的花环。"多明尼很喜欢这个主意的 (他先假装心不在焉，然

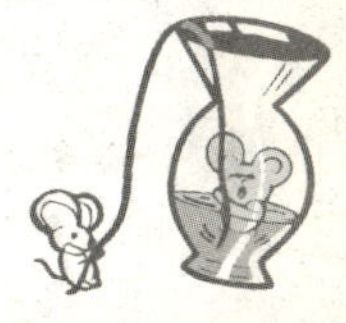

后再装成突然注意而恍然大悟)，他就说："你是不是开玩笑？"查理说："不，我是认真的。我猜你真的很想要花环，虽然我没办法把我的花环给你，但是我愿意陪你去找别的花环。我们可以到巷子里瞧瞧……花点时间看看附近能够找到什么。"多明尼说："喂，你不是在开玩笑吧？你是认真的吧？"查理说："对啊，我是认真的。我很愿意这么做，反正我还有一两个小时的时间。我们现在就走吧。"多明尼说："查理，你也不是那么坏的人嘛。好吧，查理……我可不可以叫你'小查'？"查理说："没问题，你可以叫我小查。我的朋友们都这样叫我。我们走吧，看看能找到什么东西。"他们没有找到别的花环，可是你知道吗，那也没什么关系了，因为他们玩得很高兴。多明尼很高兴有查理陪他，而查理发现多明尼一点也不可怕。在邻居们口中那个残忍而邪恶的流氓身份之外，查理还发现了多明尼的真正身份。那天他们就一起度过了几小时的时光，后来他们就常常玩在一起了。好了，我的故事有两个结论。第一个结论是：有时候，人们之所以变成流氓，是因为他们内心觉得自己很渺小、很害怕，也很脆弱。这是第一个结论。第二个结论是：有时候，人们会想要会发亮、很好看的东西或新鲜玩意儿，那是因为他们觉得很空虚。他们真正要的是有人能够了解自己——就像多明尼(在我的故事里) 一样，他其实是希望能够被了解，想要跟别人亲近。这就是为什么查理所伸出的友谊之手比找到花环更加重要的原因，而他们一起玩几个小时之后就忘记花环的事了。我的故事说完了。但是现在我要问你，你觉得你的故事跟我的故事最大的不同点在哪里？

儿　童：最大的什么？

治疗师：最大的不同点……

儿　童：都很不同。

治疗师：告诉我多一点。第一点是什么？

儿　童：查理的妈妈没有出来。

治疗师：嗯，没错。查理的妈妈根本不在我的故事里面。

儿　童：……但是最大的不同点是，在他们为了花环在吵架的时候，查理说："我会帮你到巷子里再找一个花环。"那是最大的不同。

治疗师：没错。(暂停了一会儿) 好吧，还有一个不同：在我的故事里，多明尼是不是真的掉了花环呢？

儿　童：不是。

治疗师：没有，他是胡说的，对不对？因为他想要那个花环……

儿　童：他说谎。

治疗师：他说谎，没错，因为他想要挂在查理门上的花环。为什么他在我的故事里说谎呢？

儿　童：因为他是个大流氓，就像他在我的故事里一样。

治疗师：是啦。但是他也觉得那个花环会让自己心里感觉很好，因为那个花环很漂亮，又有那么多装饰品。他真的好想要那个花环，他也很嫉妒查理。所以，那又是另外一个不同啰。让我们来讨论一下故事的结论。你的故事

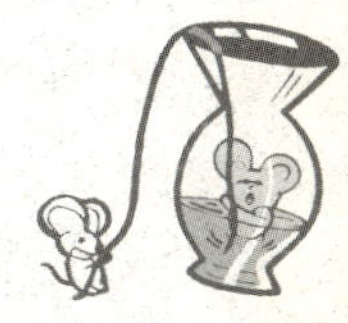

结论是什么呢，马帝？（暂停了一会儿）你还记不记得你的故事结论是什么？

儿　童：不可以怪罪一个没做那件事的人。

治疗师：没错。那我的故事的结论是什么？你还记得吗？

儿　童：我忘了。

治疗师：好吧，有一个结论是关于流氓的。流氓是不是很强壮的人，他的内心是不是觉得非常棒呢？

儿　童：不是。

治疗师：那么什么样的人才是流氓？

儿　童：嫉妒的人。

治疗师：没错，他是个嫉妒的人。还有呢？

儿　童：邪恶。

治疗师：没错。为什么他很邪恶呢？

儿　童：因为每个人都拥有他没有的东西？

治疗师：完全正确。他觉得别人拥有他没有的东西，所以他很脆弱、很空虚、很嫉妒，就像你说的那样，而且很渺小。就算他在别人的眼中很庞大，他还是觉得自己很渺小。你还记不记得另外一个结论呢？

儿　童：呃……我忘了。

治疗师：好吧，是有关为什么人们会想要某些东西……

儿　童：人们想要某些东西……但是我想不起来了。

治疗师：他们想要某些东西，因为他们心里很空虚。他们觉得拥有很新鲜、很漂亮的玩具或花环可以填补他们心里的空虚，让他们好过一点。但是，这当然不会成功。你喜欢今天的故事吗？

儿　童：喜欢！

治疗师：他们很好玩，不是吗？你今天看起来真的很认真在听我的故事喔。

儿　童：(暂停了一会儿) 没错，小查。

治疗师：好啰，多明尼。

儿　童：拜拜！

治疗师：再会了各位电视机前面的观众……下星期空中再会。

讨　论

我响应的故事透过隐喻来诠释马帝的移情，为他开启全新的可能性，让他知道自己试图从我们的关系中寻找意义的努力不会只换来失去同情心的结果。我的故事也为他指出，身为治疗师，我的动机与意图必定跟他母亲及其他让他失望的成年人有很大的不同。我运用查理来代表我，不为多明尼的谎言所欺骗，或是被他的恐吓行为所惊吓：我所要达成的目标，第一就是要与多明尼建立有意义的人际联系，接着就要对多明尼真正的人格有更多面向的了解(查理能够了解多明尼的心并非真的那么邪恶……) 除此之外，我能够不仰赖力量强大的调停者 (查理的母亲)，反而以自己的力量达成这点；将调停者这个角色从我的故事里排除可以表达我对自己专业技能的自信，并且让马帝知道

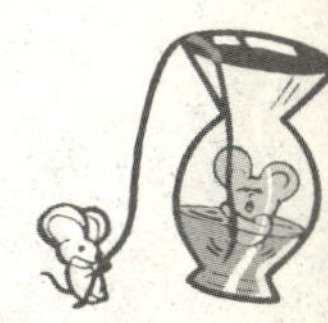

我了解他的问题。

响应故事中有意使用反复的叙述，让马帝能够主动地在多明尼这个角色（透过告别）中认出自己的成分——这种自我辨认在这类隐喻式沟通时相当罕见，即使自我观察与反思能力较强的儿童也是如此。

马帝对于我们共同进行的治疗工作已经能够带着热诚投入。虽然治疗因为我的调职而过早地结束，但是他有了确实的进步：他的反社会行为逐渐减少，也不再常跟妹妹发生冲突；此外，他控制冲突、调适与抑制情感的能力也逐渐加强。当然，我的离开难免造成他的另一次失落，但是在离开之前，我们有好几个月的时间可以探索如何走过随之而来的失望与愤怒。同时，R太太也接受密集的心理治疗，往后她的进步对于马帝的健康也会发生正面的效果。

反移情现象

互动说故事技术跟其他儿童的心理治疗活动或技术没什么不同，也会受到反移情影响。在互为主体的状况内，对于种种反移情的反应、幻想、态度或断裂的响应，最有用的理解方式就是将它们当作儿童与治疗师之间持续而交互的影响[14]。事实上，儿童对治疗师反移情反应的影响，并不下于治疗师对儿童的移情经验所造成的影响。另一方面，治疗师可能会因为自己未化解的冲突，而在无意间激活这种移情—反移情的连锁反应。这样的观点或许更接近传统精神分析理论的看法。

反移情的动机可能就是为何治疗师无法了解某个儿童的故事，或是为何治疗师会显现出无聊、迷惑、愤怒以及其他强烈的情感。治疗师也有可能会违反互动说故事的精神，在没有强而有力的理由支持下直接诠释故事，或是在他响应儿童的故事里，采取太过侵略性的态度来“运用”故事原料。若是后者，儿童会觉得治疗师的故事具有很高的批判性，觉得自己被贬低。因此，治疗师应该谨记，不要将响应故事当作矫正的工具，而是将它当成让儿童找到新适应策略的泉源，让儿童能够自由选择要采用哪个策略，扩大自己的选择。在某些情况下，儿童若是对互动说故事不感兴趣，或是产生排斥，特别是如果这位儿童在之前的故事分享中还相当积极地参与，那么原因可能来自于治疗师的反移情反应。

摘　要

这一章在互动说故事的脉络之下讨论了移情的现象。首先，我们回顾在儿童治疗与儿童分析中，当代精神分析如何理解诠释所扮演的角色，并且比较了传统的诠释以及透过隐喻而进行的诠释，思考了后者对于罹患长期而复杂心理社会问题的儿童可能具有的价值。我们特别检验了精神分析儿童治疗中治疗师的概念，这个概念同时也是过去

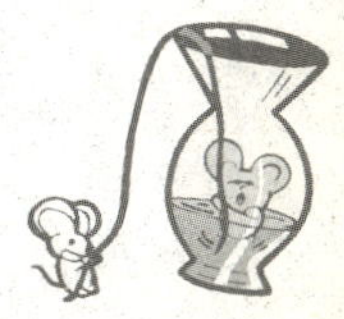

一世纪以来辩论的主题，并且讨论儿童临床治疗工作中可能会遭遇到的各种移情与类移情的现象。

接着我们回归到对互动说故事的讨论，强调几个特质特别可能让儿童的故事成为珍贵的媒介，传达重要的移情主题、欲望与幻想——然而，正因如此，故事同时也是治疗师借以诠释移情的有效工具。

的确，由于在互动说故事中预期治疗师会有诠释性反应，也相当程度地接受这类反应，所以透过儿童的隐喻所进行的移情诠释能够触发更直接、更传统的移情的诠释方式。

第七章

故事治疗有效吗

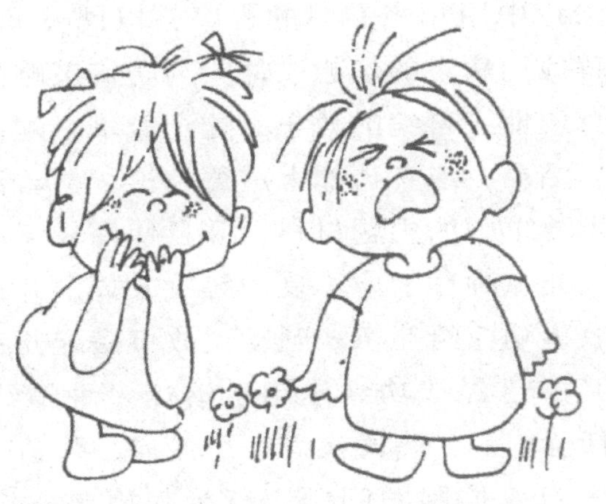

7

本书所描述的互动说故事是基于精神分析理论，在儿童心理治疗中用相当专门的程序，以诱发儿童自创故事，深入了解他们病态的幻想、冲突与防御策略。我们要求儿童创造自发性、自编的故事，这个故事必须有开始、中间的发展、结局，或者再加上道德结论。接着治疗师便重新整理儿童故事中的主题材料，并且使用较无冲突的解决方式来取代儿童种种适应不良的解决方式，并将以上要融合成一个故事响应给儿童。互动说故事搭配儿童精神治疗的其他技巧，已经成功地运用于治疗多种情绪与行为的失常，包括忧郁症、焦虑疾病、恐慌症、强迫性观念与行为的问题、自尊控制的问题、行为障碍 (conduct disorder)，甚至包括妥瑞症 (Gilles des la Tourette´s disorder)。近几年来，互动说故事在治疗以下病症时也非常有效，分别是儿童或青少年边缘型人格、精神分裂、自我客体异常、情感失认症，以及重大失落所造成的创伤后反应。

许多动力论儿童心理治疗的研究文献都集中于评估治疗的效应或结果，而这类研究所定义的治疗都是就整体而论的。相形之下，较少学者研究儿童心理治疗的“过程”。

而从事这种研究的学者必须清楚明确地定义治疗的技巧。或许有必要对种种概括纳入“儿童精神治疗”大旗之下的技术进行细致的检视，而互动说故事只是其中之一。

戴斯柏与波特（J.L.Despert & W.H.Potter，1936）首先倡议将治疗中所叙述的故事当作有系统评量治疗进展的方式，但是他们之后就鲜有人如此尝试。贾德纳（Richard Gardner，1977，1993）提出互动说故事治疗，建议所有运用他这项技术的治疗师仔细观察儿童是否能够随着治疗的进展，更加流畅地运用较为适应的策略来解决冲突，并借由这种自由心证来认定儿童的进步到达什么程度。皮契尔与普林杰（E.Pitcher and E.Prelinger，1963）建议用自发性的故事或是由外来刺激所引发的故事来评估儿童心理防御操作的层级、客体关系的程度，以及主要的心理动力主题与防御，但是他们并不用故事来评估治疗本身。

透过印象式资料与临床治疗所提供的资料，我们可以确定，只要儿童能够扩展可选择的适应策略来解决冲突，治疗师就能够从他们的投射性故事中肯定治疗的进展。然而，这个假设必须要实际的支持方能成立。因此，透过以下的案例我们将描述一个量化的方式，确定儿童的故事能计算治疗进展与效果的程度，并透过这种实验来检视故事还揭示了哪些方面的治疗过程。

□　约翰的案例

约翰10岁，非常的聪明而有魅力，根据既定的标准

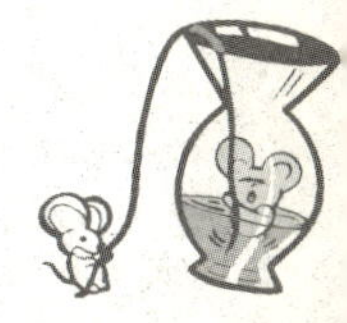

(美国精神医学协会：American Psychiatric Association，1992)，他被诊断罹患一种“对立性疾患”（an oppositional disorder)。刚开始接受治疗，他出现了以下的症状：学业表现差劲、大发雷霆、违反规定、挑衅的行为、不愿服从、与手足发生密集的冲突、病态的撒谎，以及固执。

尽管约翰的智力过人，父母与师长也共同努力协助他，他的学业表现在过去一年里仍然持续恶化。他的父母婚姻关系相当稳定，对于约翰学业表现不良与问题行为都表现出关心与挫折。他们表示，约翰时常有挑衅父母的行为，并且对他们及其他三个兄弟姊妹带有敌意。约翰也常常违反家里的规矩，如果心愿不能达成就会大发雷霆。约翰的父亲在年轻时就从西欧移民到美国，是个成功的商人，花很多时间陪伴小孩。约翰的母亲主要在家里操持家务，但是也持续参加社区与教会的活动。刚开始与两位家长的诊断式面谈中，他们坦承自己因为无法帮助约翰，因而感到不适应，只能送他来接受治疗。然而，他们也同意自己需要专业的帮助，也迫不及待希望治疗开始。接连几个月，约翰每周接受两次治疗。在每个疗程中我们都使用了很多种游戏技术，当然也包括互动说故事。我们使用录音机录下儿童与治疗师的故事，以及双方在故事后所进行的对话。

研究设计

在这个密集的案例研究中，我们选择了几种研究工具来进行：

· 诊断过约翰及评估他所出现的问题后，证明他控制愤怒及以适当方式来表达愤怒的能力出现障碍。据此，我们选择将外在导向的敌意当作临床治疗主要的变因，并且使用"葛兹查—葛莱泽敌意导向外在量表"(Gottschalk-Gleser Hostility Directed Outward Scale, Gottschalk and Gleser, 1969) 来测量该变因是否存在于约翰的故事中。像约翰这类病患，治疗主要是衡量其敌意或侵略性减低的程度，以及是否随之以健康而无冲突的解决方式来取代较为适应不良的解决方式。因此，我们会期望随着治疗进行，愤怒与敌意的主题有可计算的减少。两个彼此独立运作的评量者会以疗程的录音带为资料，分析约翰所说的故事。除了约翰的年龄与性别，他们没有约翰的其他信息，也不知道这些故事的实际时间顺序。

· 治疗师影响量表 (The Therapist Influence Scale) 是我原创的研究工具 (Brandell, 1981)，专门评估治疗师对于儿童选择的适应性故事元素发挥了什么影响力。操作上，两个评量者会依照先后顺序看到治疗师及儿童双方的故事。他们要判定儿童的哪些故事出现了适应性元素，而且这些元素必须和治疗师先前响应的故事以相应但不相同的形式出现。举例来说，治疗师在早期响应的故事里指出"愤怒的想法不会伤害别人"。几个疗程之后，约翰已经了解这个信息，因为他表达"单纯希望某人死掉并不会让这件事真的发生"，而解决了类似早期故事中所发生的状况。

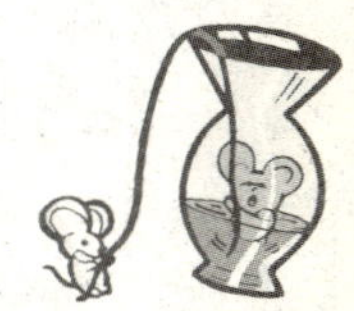

也就是说，约翰的结论跟治疗师早先的说法类似但并不完全相同。如果故事结论跟故事的内容并不相应，或是某个故事的结论跟治疗师之前所提出的结论完全相同，那么就不是真正的适应良好故事。

· 在约翰开始治疗之前及之后，把家长行为检查表(Parent´s Behavior Checklist, Embry, Leavitt, and Budd, 1975) 交给约翰的父母，让他们评量约翰的行为 (作为测验前与测验后的指针)。这张检查表含括了45个项目，用来评估问题行为出现的频率与严重性。

· 儿童精神医学评估量表 (The Children´s Psychiatric Rating Scale, DHEW, 1973) 是在治疗的前后分别评估临床治疗上可测量事项的心理病理学。找一个不参与约翰的治疗的检查员独立进行这项评量。

发 现

为了分析方便起见，我们将约翰的治疗切割成三个阶段，分别代表治疗的初期、中期与后期，接着便将每一次疗程所发现的外在导向敌意根据治疗的阶段加以平均。虽然在三个治疗阶段中，每个故事的得分都有显著的差异，但是平均之后我们可以观察到，随着治疗的进行，外在导向的敌意表达有逐渐下降的趋势 (参见图7.1)。约翰的治疗师也观察到这样的改变，使得以上量化的资料获得了印象式的佐证。

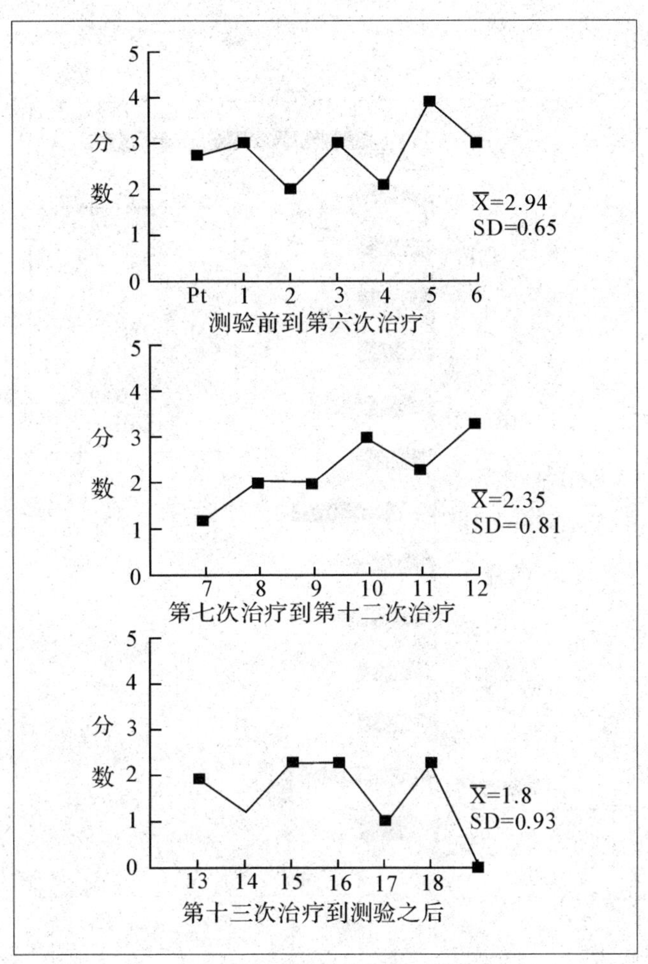

图 7.1　外在敌意导向分数

来源：改编自 Gottschalk and Gleser (1969)

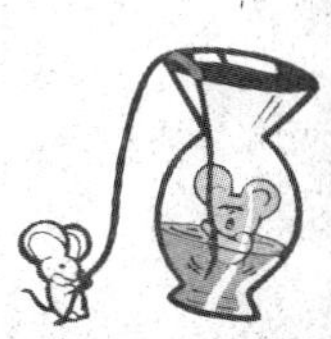

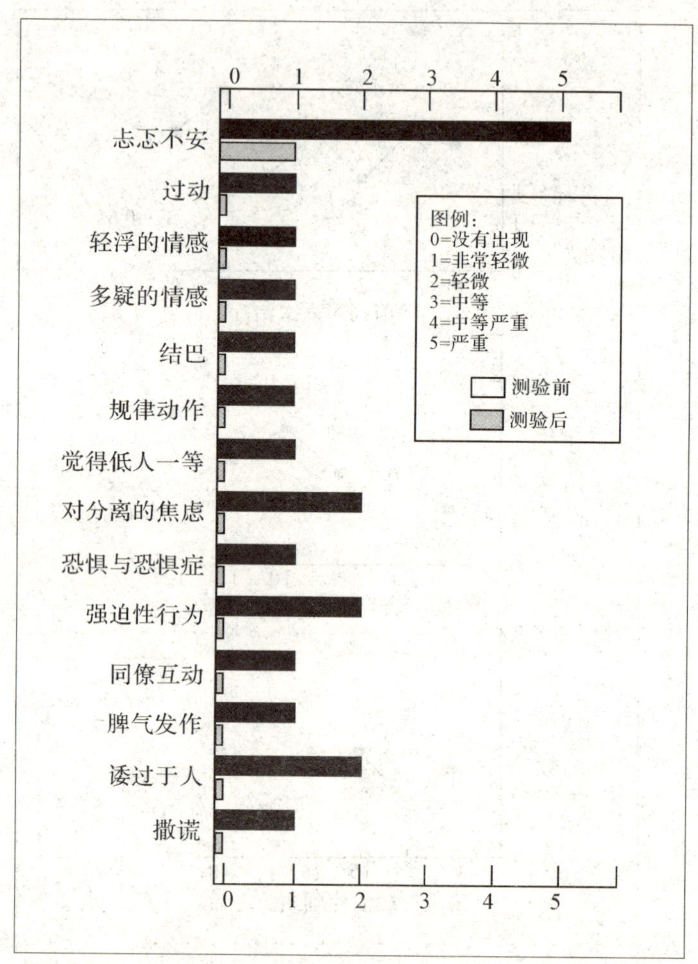

图 7.2 儿童精神医学评估量表

来源：改编自 DHEW（1973）

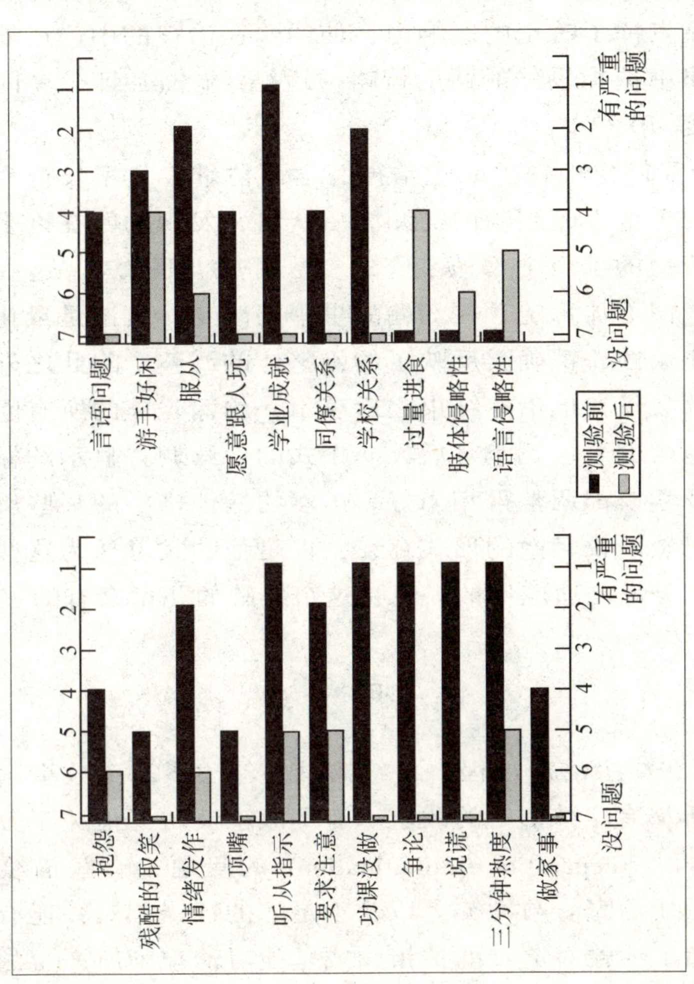

图 7.3　家长行为检查表

来源：改编自 Embry, Leavitt, and Budd（1975）

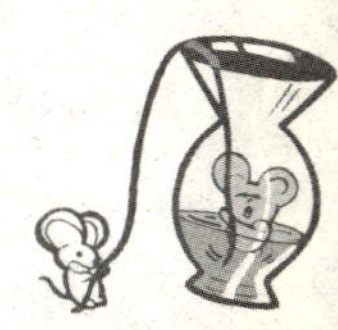

几位评量者也同意有越来越确实的证据指出治疗师对儿童发挥了矫正的影响力，使约翰在治疗的中、后期能在故事中选择较佳的适应策略与道德结论（各评分者间的可靠度为0.83）。

我们也检视了儿童精神医学评估量表与家长行为检查表两个量表的测验前与测验后资料，发现约翰在许多病征与行为的项目上都改变了（参见图7.2与图7.3）。这些证据让我们更加肯定，在约翰故事中的改变，无论是量化的或是印象性，都确实反映了约翰整体的调整。除此之外，约翰的父母在他治疗结束之后表示，约翰先前的所有问题明显地减少了。几个月后，非正式的后续调查显示约翰在家里及学校都调整得相当好。虽然约翰性格中的某些反抗倾向仍然以较轻微的形式存在，但是他的父母认为这些倾向大部分都是适应性的，也是这个年龄的儿童会有的表现。

故　事

在整个治疗过程中，约翰总共叙述了20个故事，包括诊断及治疗结束后的故事。有些故事反映了他关于分离—个体化（separation-individuation）的问题；有些描绘了伊底帕斯的野心与冲突，以及手足间的针锋相对；还有一些表达了约翰对治疗的抗拒，或是他对治疗师所产生的移情幻想。整体而言，这些故事展现了非常多样的内容，以及几个不同的焦点冲突（French & Fromm，1964；Kepecs，1977；Brandell，1987）。然而，尽管每个故事之间有些不同，但也显示出约翰主要的重心在于表达愤怒。

以下的故事是在治疗的初期约翰所叙述，都呈现了约翰典型的问题，亦即他无法找到较不冲突的方式来表达自己的愤怒：

约翰的故事

以前，有个男孩从来都不做功课。但是他有功课，有很多的功课，而且每天都有。他从来都不做功课，还会把书忘在家里，因为他一直忘记要带东、带西。当老师发现他没带，就要他在拼字练习簿后面抄五页字典。他没有做，只是呆呆瞪着时钟，因为再五分钟他们就下课了。但是他不知道他下课以后还是得留在学校里。当他发现以后，就变得好生气。所以在老师回办公室拿东西的时候，他就逃课。他一直跑、一直跑，坐上公车，离开这个地方，然后他开始在街上走着。然后……后来（暂停了一会儿），他得知老师得了癌症死掉以后好高兴（暂停了一会儿）。他离上学的地方有10英里，在不同的城市，所以他决定回来，因为他已经90岁了。我不知道他为什么有钱，不过他将自己所有的钱从银行提出来，然后买了一辆车，是法拉利喔。他就去学开车。故事结束。

结论：绝对要把功课做好，这样你才不会有麻烦。

分　析

约翰故事里的男孩显然代表他。这个主角似乎出于一

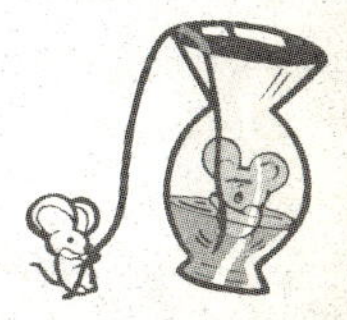

种违抗的姿态而不做功课。他不仅没有做功课，也一直忘记带课本到学校。这个角色运用“遗忘”(也就是压抑)的方式隐约对老师表达一种敌意。当故事里的小男孩发现他必须在下课以后留在学校，便非常生老师的气并且逃学。安排老师因为癌症而死亡似乎也赤裸裸地表达了这个角色的愤怒。只有等到老师死亡之后，主角也已经90岁了，他才能够安全地回家。这个故事说明表达愤怒的情绪相当危险，所以应该尽一切力量来压抑，同时它也明白揭示，主角使用这么适应不良的策略来解决表达愤怒的问题，也造成自己多深的心理伤害。主角必须等到自己90岁之后才能学会开车。

这个故事的结论带着训诫，以及稍显肤浅的内涵。它一方面没有对男孩的冲突本质提供任何洞见，另一方面也没有提出新的方式来解决角色的敌意。这个故事出现在约翰刚开始接受治疗的时期，它的外在敌意导向得了2.96分，反映出过高的状况 (参见图7.1)。评量者也同意这个故事没有显示任何治疗师的影响，而它所运用的冲突解决方式既原始又不切实际。

接下来这个故事大约出现在约翰接受治疗的中期，故事描绘了他持续因为愤怒表达的问题而挣扎，同时也含括许多新的元素，跟早期所说的故事相当不同。

约翰的故事

从前有个男孩名字叫史考特。他住在欧洲，拥有自己的脚踏车，而且对赛车非常在行。他的脚踏车是很棒的比赛专用车，有10段变速。另外还有一个小男孩名字叫迪克，他的车只有5段变速。他希望路上有一堆沙子，这样史考特就会摔车，滑个大大的一跤。因为他的脚踏车是全新的车，所以如果他在一堆石头上打滑了，还是可以控制自己的车，因为车子有新的煞车，几乎什么都是新的。好啦，史考特到美国一个像加州那样的地方，没有带脚踏车去。有一天，迪克骑着他5段变速的脚踏车出去。知道史考特不在家，他就到史考特住的地方，想看看车库的门是不是打开的。结果门锁得好好的。所以他就回家拿一段铁丝，开始撬锁，然后就把车库的门打开了。因为觉得有罪恶感，他又把门锁好。我是说，如果他对脚踏车做了什么可怕的事的话，就会有罪恶感。他本来计划要将脚踏车骑到石堆上，让车子摔倒，狠狠刮它几道痕迹什么的。因为怕有罪恶感，他就将车库的门关好，回家去，将整件事告诉妈妈。

结论：这个故事的结论是说，期待一件事发生比真的让这件事发生更好，还有，如果你想要对别人的东西使坏，像是对别人的脚踏车或汽车什么的做很不好的事，就会有罪恶感。如果你想要像电影里面那样，用电线发动别人的车，你 (应该) 将车门关好 (暂停了一会儿)。打开车门后，你要在做什么 (不好的) 事情之前把车门关好。

分 析

这个故事不仅意义丰富，也勾勒出约翰稍后为了用适

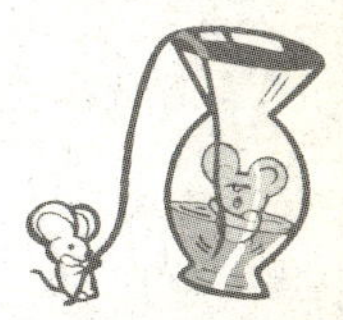

应度更高的方式解决内心冲突，所付出的努力。这个故事里的两个角色似乎都代表约翰。史考特就像个理想化的自我，是个受到喜爱而且非常有天分的青少年，且还拥有一辆10段变速的昂贵脚踏车。迪克是一个具有竞争性的、自恋结构相当脆弱的男孩，他很嫉妒史考特的脚踏车，也许还嫉妒他的天赋。我们可以将这个故事理解成一个角色(迪克) 将自己所具有的伊底帕斯野心与阳具的竞争与渴求(phallic-competitive yearnings) 移到另一个角色 (史考特)身上，特别是当我们注意到史考特就像约翰的父亲，也是个旅居到美国的欧洲人时。依据这个诠释角度，这辆“10段变速脚踏车”或许也象征了父亲的阳具主宰。据此，这个故事所表达的核心冲突是：主体因为希望阉割父亲 (亦即破坏那辆很棒的脚踏车) 而有罪恶感。

然而，这个故事中最关键的挣扎是，主角的欲望受到挫折时的自恋型愤怒。这辆豪华的10段变速脚踏车也许象征父亲的阳具，同时 (包含它的所有者) 也象征理想化的自我，在各方面都近乎完美的自我。迪克因自恋型遗恨(narcissistic mortification) 的心理结构引发愤怒与原始的嫉妒，而这些情绪又被移置到人际场域之中，迪克就有了罪恶感。

评量者认为这个故事反映约翰努力要以更适应现实的方式来处理自己的愤怒，比起之前的故事所显示的方式，有很大的进步——即使在这个治疗阶段，约翰的故事尚未展现多少洞见。比起两种不同的诠释方式孰优孰劣的问题，这样的结论更为重要。然而，我们不难认出其中较为原始的冲动，控制企图 (亦即“关上”车库的门) 及公开讨论内心冲突的意愿 (亦即他要“将整件事告诉妈妈”)。

这个故事的外在敌意导向分数较低，只有1.79，主要是因为故事所表达的敌意不明显 (也就是说，角色没有死掉、也没有彼此伤害、杀戮，或是直接攻击对方)。这个故事反映了治疗师影响了儿童在故事中使用的适应策略。

最后这个故事是治疗的结束期约翰所说的。虽然约翰仍然在与愤怒的问题挣扎，但是这个故事跟他在治疗前期所叙述的故事的确有非常惊人的对比。

约翰的故事

有一个警察名字是迈克，他是非常好的警察，也是犯罪防范小队的组长。然后，有一个帮派，他们一直扰乱那里的治安，会踹别人家的门，打破别人的玻璃，戳破别人的车胎，还会抢劫便利商店什么的。有一天，这个帮派里面有个人去找迈克。迈克说：“哈啰，你好吗？”那个人的名字叫提姆，曾是迈克的朋友。他是卧底警探，但是他卧底时什么事都不可以做。所以他告诉迈克一些对自己很重要的事。有一天，这个帮派的所有人都聚在一起，就像一群暴民一样，然后里面有个人说：“你们说，我们要不要去抢一家银行，变成大富翁呢？”然后另外10个家伙(这个帮派里面大概有20个人) 就说：“好啊，有你的，我们下次聚会就好好计划一下吧。”然后，在下一次聚会里，也就是几天之后，之前一句话都没说过的提姆就说，他不

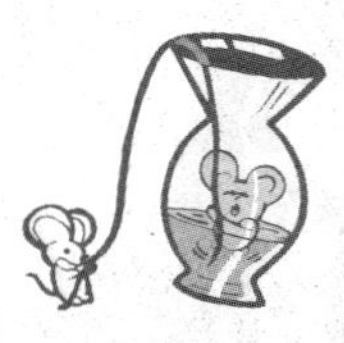

喜欢抢银行一夜致富这个想法。所以，他跟其他几个坏人就有了另一个计划。他们决定要说服大家不要这样，说服其他帮众不要去抢银行。就在其他坏蛋正要去抢银行的那一天，他们搞了个聚会来计划。但是他们开始争论了起来，而且所有人都对彼此大吼大叫。最后，提姆找了机会说："大家听着，你们知道我不喜欢'一夜致富'这种想法。"很多人都问："那你想要做什么？你算什么？懦夫吗？你觉得我们就这样待在这里玩跳房子吗？"但是提姆说："不是，我只是不喜欢抢银行这种想法，因为这是犯法的，我们可能下半辈子都得待在监狱里耶。"所以，后来其他的帮众也开始不喜欢抢银行这个想法，于是反对这个计划的人比支持这个计划的人更多。不只这样，那些反对这个计划的人还决定要做些好事，像是送礼物或糖果给小孩子，所以他们就改变计划开始做这件事了。

结论：我的结论是，最好不要做犯法的事，如果有人不听你的话，那就离他们远一点。

分　析

在约翰所有的故事里，这个故事最生动的呈现了儿童对治疗师的认同如何成为治疗转变的工具。担任犯罪防范小队长的迈克在这个故事中显然就是治疗师的代表。虽然迈克是警察，却非常友善，在提姆为了该不该参加抢银行计划矛盾时，他成为提姆寻求建议的对象。然而，非常重要的是，迈克并未提供什么建议，只在故事开始时担任耐心的听众。最后的治疗阶段即将结束，约翰开始获得越来越多治疗师的功能，并在此过程中丰富自我。尽管他在故事中肯定治疗师的存在，却将治疗师的特质与功能去个人化，以便将这些特质与功能纳入自己内心的结构中。

在这个故事里，约翰首先透过提姆对帮派的描述——“他们一直扰乱那里的治安，会踹别人家的门，打破他们的玻璃”——来呈现自己早期的强大敌意。这个“帮派”似乎代表了约翰自己愤怒的投射，而他也逐渐对这种愤怒培养出更多自觉。这个故事的特别之处在于，约翰仍然不是很确定该怎么处理这些充满敌意的希望。他该不该依照计划去抢劫，一句话也不说呢？最后，提姆决定不要从事其他帮派成员所建议的反社会与敌意行为，并且发言反对这个抢银行的计划。故事也强调说出感受、表达意见与想法，无畏于可能引发冲突的重要性。我们在故事结尾观察到约翰用了的“反向作用”（reaction-formation亦即，做点好事这个提议)，不能说真的具有适应性。然而，它的确显示约翰越来越注意到毫无修饰的敌意不能为社会所接受；此外，它也证明约翰的主要的自我活动开始成形，而这些都是早期故事中很难观察到的。

这个故事所获得的外在敌意导向分数为1.54，反映出约翰对某些侵略性主题的关注，但是跟他早期的故事相比，这个故事的严重程度明显降低。评量者也同意在治疗后期的故事中很明显地观察到治疗师的影响。

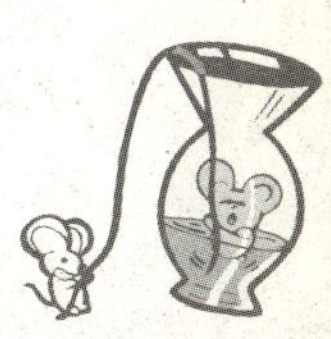

摘　要

互动说故事不仅可以有效地作为动力论儿童心理治疗的专门治疗技术，更可以当作监测治疗进展的工具。儿童自发性的故事是个丰富的信息泉源，可以让我们了解病态的希望与幻想、典型的冲突，以及防御性的适应。尽管学界普遍同意儿童的投射性故事反映了儿童长期内在心理改变，以及防御性适应的隐喻沟通方式，但是只有少数学者彻底研究这样的假设。因此，本章深入讨论一个儿童的故事案例。当我们有系统地进行研究，会发现这些故事相当可靠地指出儿童敌意——侵略性感受的程度，以及儿童能把治疗师的响应融入自己解决冲突方式的程度。两个测验前与测验后的方式提供了额外的证据，以证明约翰在治疗过程中的进展；此外，治疗结束之后他的母亲所做的报告也符合临床评估与我们从故事中所得到的资料。基本上，约翰故事给我们的印象式的资料可以被量化方式所证实。

结 语

打开潜意识的窗口

当然，即使治疗前后的叙事过程非常神奇，我们仍需提醒自己，故事并非无所不能。互动说故事和儿童精神治疗的其他技术与工具没有什么不同，都会触及儿童心理生命中，还没有被成人的次级历程思考与逻辑所掩盖或扭曲的层面。然而，正因为儿童的故事基本上保留了隐喻性、时间不起作用、接近原始历程的特质，同时也具有某种结构性，以及双方彼此认可的意义，所以特别适合在治疗游戏室来进行。

在这本书里，我们检验了儿童故事所具有的价值；儿童的故事就像潜意识的窗口，提供参考点，让我们得以观测儿童的内在世界，帮助我们更加了解他们最迷惑的问题及最热切的希望。因此，儿童的故事就像某个俱乐部不为人知的入口，成年人往往不得其门而入。我们很快就发现，不只成年人能让人禁足，成人到童心俱乐部的邀请函也随时可能作废。如果我们能够遵守隐喻沟通方式必备的要求，那么由此开展的对话将能加深我们动力的了解，更给予我们独一无二的机会，让我们不仅可以透过治疗，甚至用移情的方式来改写叙事的材料。

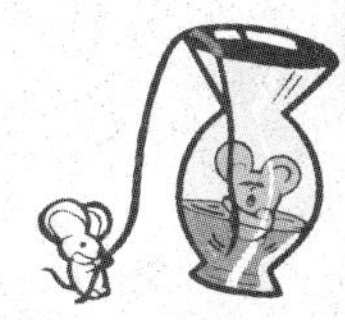

注 释

①然而，请注意，在接下来的临床案例中，有些儿童会为自己的故事定题目，有些会提供道德结论，有些儿童两件事都会做，有些却两者都付之阙如。我们也许可以借此判定说故事技术的高度弹性，因为即使儿童不愿为故事下标题，或是不愿提供道德结论，治疗的互动也不会因此产生负面的发展。我们可以将这点类比于成人心理治疗中对梦境的使用：在治疗的过程中，真正重要的是原始的材料，包括梦境的内容及做梦者的联想，而非对这些材料强加以刻板的组织原则以利诠释。因此，治疗师与儿童进行叙事治疗时，要使用让儿童最舒适，而且是在他们能力范围之内的形式。

②当然，还有其他重要的指标来判断儿童是否准备好结束治疗，包括过去的症征是否改善、家长与老师的报告、治疗师普遍的观察，以及儿童主观的报告。

③柯胡与他的追随者相信，这类发展所需的补给元素由三种主要的关系结构提供。他们将这类关系结构命名为“自我客体关系”(selfobiect relationships)，因为在这类的关系中，客体会被视为自我的延伸，而没有任何心理上的区别。这三种自我客体关系分别为镜像反射 (mirroring)、理想化投射 (idealizing)，以及伙伴关

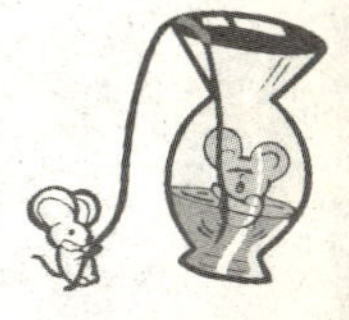

系（partnering）。每一种关系都对应到一种独特的自我经验范畴：镜像反射的经验来自于浮夸爱表现之自我（grandiose-exhibitionistic self）的心理结构，反映出个体需要与人的肯定、兴趣以及支持；理想化投射的经验来自于他我（alter ego），反映了个体渴望能跟与自己拥有共同点的他者接触。整体来说，这三个范畴被称为是“三极自我”（tripolar self），而每一点也都关系到特殊的移情作用结构。自我心理学非常强调“同理”（empathy）在个人发展中的重要性，认为在自我与自我客体之间的同情协调发生的创伤性裂缝与混乱具有独特的意义。在儿童持续发展的移情关系中会一再地重演，除了起初被阻断的自我客体需要之外，还有种种随之而来的情感裂痕。

④虽然论者也许会说这个元素代表“不统合焦虑”（disintegration anxiety）的经验，但是我比较倾向于将这视为“自我所导致的敌意”（self-directed hostility），因为汤尼拥有相对稳定的“自我凝聚性”（self-conhesiveness）。

⑤当然，针对儿童心理活动的临床评估，是治疗之前一个独立、准备的阶段，必须融合来自不同层面的各种信息，包括来自儿童、父母、师长等其他层面。另外治疗师、父母与儿童互动所得到的印象，以及建构儿童发展过程种种重要事件的详细信息与历史等重要资料也包含在内。其他重要的元素还包括当事人寻求治疗的历史、相关生活环境的变化、自我的发展及其整体的运作、超我的发展、本我的发展、性欲与攻击的驱力（libidinal and aggressive drive）发展，还有儿童种种处理冲突的防御与适应策略。

⑥译注：即马太福音第七章第十二节：“无论何事，你们愿意人怎样待你们，你们也要怎样待人。”

⑦搭配催眠的叙事活动已经被用以治疗受到创伤的儿童 (Rhue & Lynn，1991)。这样的组合可能强化对某些受到严重创伤儿童的治疗，因为这些儿童的确需要让自己处于分离或改变的状态以获得安全感。但是，在这一章我们所抱持的是较为传统的互动说故事技术 (也就是说，不依赖催眠来引导儿童)。

⑧英国诗人威廉·布雷克 (William Blake) 曾经写道："儿童的玩具与老人的理性，来自两个季节不同的产品" (引自Erikson，1977)

⑨泰森 (P.Tyson and R.Tyson，1986) 的确提出怀疑：是否有任何透过移置 (displacement) 所进行的诠释能够在精神治疗中拥有至高的权威。然而，有些学者认为像故事这类的治疗方式弥足珍贵，特别是在协助有严重心理疾病的儿童与青少年时 (参见Ekstein，1966)。

⑩克兹伯所谓的"结构性游戏治疗"是少数几个例外。然而，使用这个方式来诠释移情作用往往会落入公式化的窠臼。同时，它不见得是透过儿童所使用的隐喻，常常是由治疗师本人启动整个过程 (也就是说，不是针对儿童的故事所发出的直接回应)。

⑪虽然这个梦发生的时间相当确定，而且在叙述的过程中也无从得知做梦者如何联想，但我们还是可以将之视为等同于早期记忆的临床资料来源。除此之外，我们也可以追随弗洛伊德在《梦的分析》 (1900) 中所做的观察，认为年幼儿童所做的梦，其显性梦境与潜性意义 (latent meaning) 常常叠合，而反映较未伪装的愿望实现 (wish-fulfilment)。

⑫我们也可以假设，马蒂与两个妹妹为了争夺微乎其微的心理资源所发生的冲突与竞争，也反映在多明尼与查理两人之间的

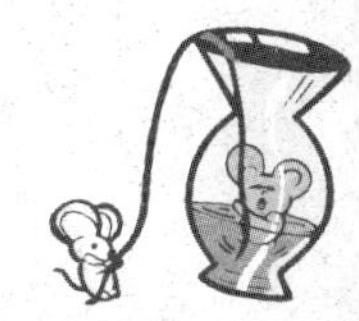

冲突。

⑬正如前面所提及，故事之后所进行的讨论非常有用，一方面因为这种对话可以让治疗师评量儿童对故事的主题与解决方式有多少了解，另一方面也因为讨论后可以自然地接续到其他游戏活动。

⑭关于儿童与青少年心理治疗中互为主体性（intersubjectivity）概念的详尽讨论与临床运用实例，请参见J.Brandell（1999）。